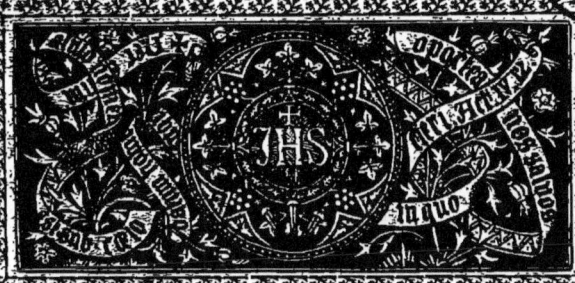

LOUIS ET AUGUSTE

RUELLAN

PRÊTRES

DE LA

COMPAGNIE DE JÉSUS

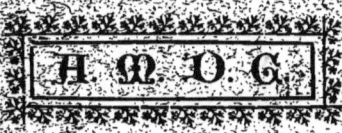

H. M. O. G.

Société Saint Augustin,

DESCLÉE, DE BROUWER et Cie.

LILLE, rue du Metz, 41. 1891.

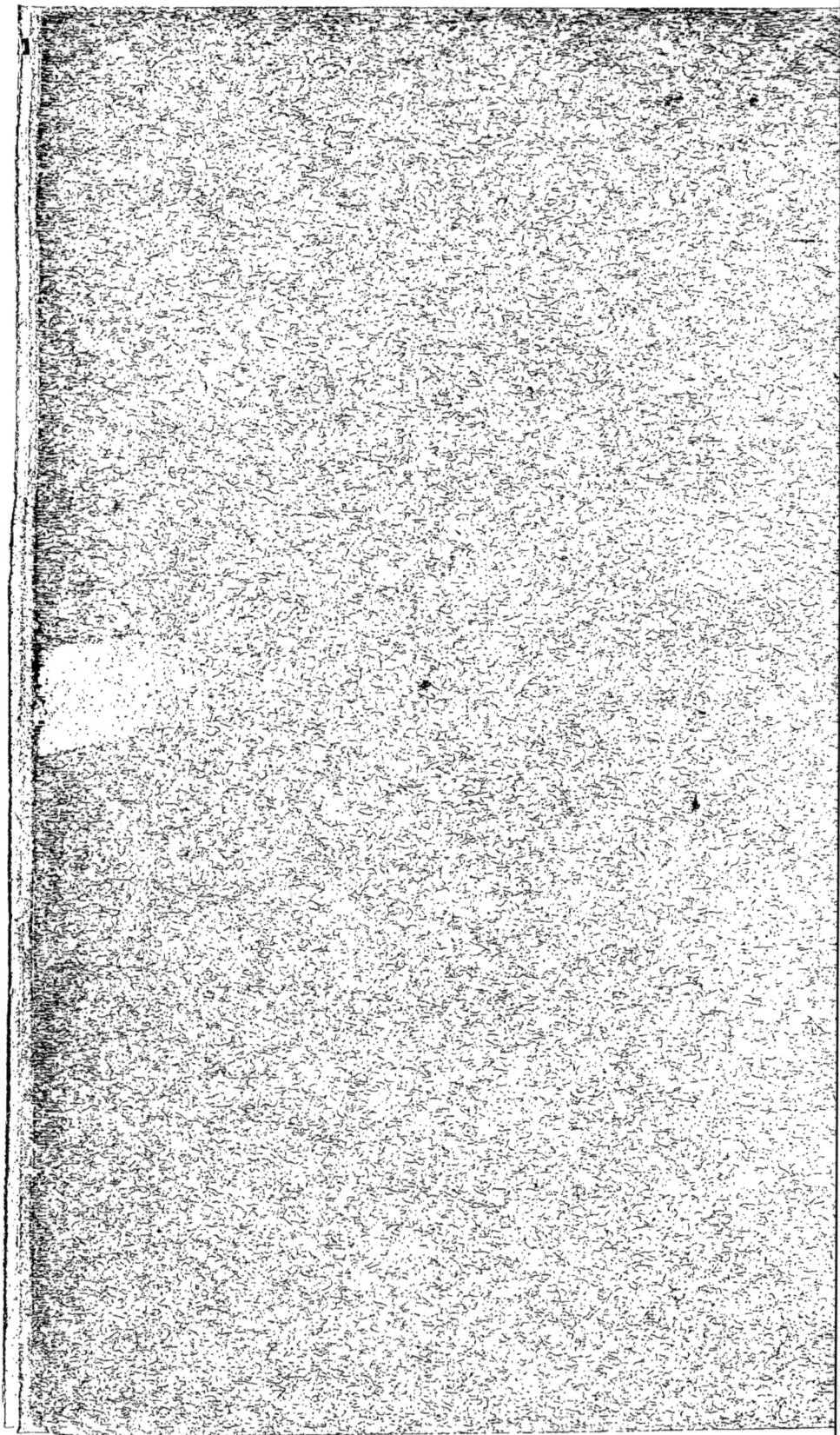

LOUIS ET AUGUSTE RUELLAN

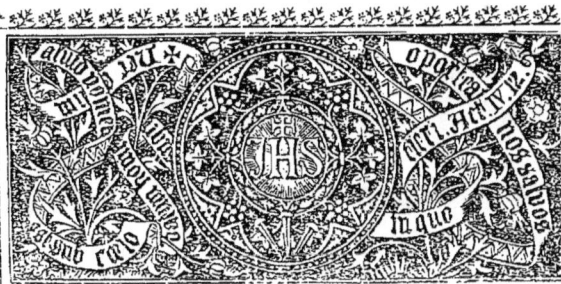

LOUIS ET AUGUSTE

RUELLAN

PRÊTRES
DE LA
COMPAGNIE DE JÉSUS.

A. M. D. G.

Société Saint-Augustin,

DESCLÉE, DE BROUWER et Cie.

LILLE, rue du Metz, 1891.

Pour observer le décret d'Urbain VIII, nous déclarons qu'en donnant au Père Ruellan ou à quelques personnages nommés dans cette Biographie les noms de Saint, de Vénérable ou d'autres qualifications analogues, nous n'attribuons à ces expressions que la valeur du langage usuel sans aucune intention de prévenir le jugement de l'Église, et nous condamnons à l'avance tout ce qui dans cet ouvrage ne serait pas conforme à son enseignement.

LOUIS RUELLAN.

(1846-1885).

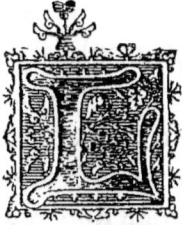

OUIS-MARIE RUELLAN naquit à Pordic, près de Saint-Brieuc, le 15 décembre 1846. DIEU le fit généreux, énergique et facile aux pensées d'en haut : tel nous l'avons connu après qu'il eut dominé, dès son enfance, les défauts corrupteurs de ces belles qualités, une âpreté de caractère et un amour du rêve qui le tenaient en révolte ouverte contre le devoir, et lui mettaient, nous dit-on, au visage et dans l'attitude, l'expression d'un conspirateur perpétuel. La fermeté des parents et, surtout, la grâce de la première Communion rendirent l'enfant à la voie droite, et il ne la quitta plus.

Louis Ruellan fit ses études à l'Institution Saint-Charles de Saint-Brieuc, toujours au premier rang ; puis, plutôt par déférence pour les désirs de son père que par goût personnel, il suivit durant un an le cours de Droit qu'avait récemment fondé, à La Chapelle, Monseigneur Dupanloup. DIEU l'appelait plus haut : la piété de sa jeunesse avait préparé cette vocation ; entré d'abord au séminaire diocésain, du gré de ses parents, fiers d'offrir un prêtre à DIEU, il comprit que Notre-Seigneur lui réservait à sa suite une place meilleure encore, et, le 1er février 1870, Louis Ruellan, admis au noviciat d'Angers, se donnait à la Compagnie de JÉSUS.

Neuf années s'écoulèrent avant l'élévation au sacerdoce. Ce temps fut rempli par les épreuves du noviciat d'abord, ensuite par les emplois de surveillant à l'École Sainte-Geneviève, de professeur de philosophie à Tours, et par les études philosophiques et théologiques. DIEU se préparait secrètement un apôtre. Il l'éprouva par une maladie nerveuse dont les chaleurs excitaient chaque été les crises : suffoquant alors, les membres contractés par les crampes, le Père Louis, sans se plaindre, baisait son crucifix avec amour, et, DIEU aidant, trouvait dans son énergie assez de ressources pour être aimable encore dans l'épreuve ; car il était souverainement joyeux, et nous ne croyons pas que cette joie constante fût la moindre de ses vertus. La mélancolie de la première enfance était plutôt mortifiée que morte ; mais il l'étouffait, il la recouvrait de gaieté, d'une gaieté sans cesse en éveil, qui faisait explosion dans sa conversation, toute de belle humeur et d'alertes saillies. Il se tenait en garde contre les pensées sombres, fussent-elles légitimes. Après la mort de son père, se rappelant un jour, dans une lettre à l'un de ses frères, cette figure aimée qui, parmi ses souvenirs, se mêlait aux meilleures joies de sa jeunesse, il surprit ce mot sous sa plume : « Que tout est changé depuis lors ! » Et aussitôt : « Mais tout est bien, tout est très bien, puisque le bon

DIEU a tout arrangé. Il faut secouer la tristesse
quand la tristesse vient. La tristesse n'est bonne
à rien. C'est de la joie qu'il faut, de l'entrain, un
peu d'enthousiasme, l'enthousiasme du sacrifice
et du dévouement. Parlons peu. Plaignons-nous
peu et agissons beaucoup, beaucoup, pour l'amour
de DIEU Notre-Seigneur, qui, lui, nous a tant
aimés et nous aime tant, et a tant fait pour nous. »
Il les pratiquait, ces conseils, et plus tard, nous
l'apprendrons de lui-même, DIEU lui accorda une
victoire parfaite, quand, après avoir brisé la nature à force de sacrifices, il ressentit moins l'amertume des tristesses personnelles, parce qu'il goû-
tait mieux les douleurs du Cœur outragé de
JÉSUS.

Le Père Ruellan fut ordonné prêtre à Laval, le
14 septembre 1879. Son humilité s'était effrayée
de tant de faveurs : « Je n'ose presque pas me
laisser aller à me réjouir, écrit-il à sa famille ; j'ai
presque peur plutôt, et j'ai besoin de songer aux
miséricordes infinies du Sacré-Cœur de Notre-
Seigneur JÉSUS-CHRIST pour raffermir mon
cœur. Tous mes péchés et toutes mes misères se
lèvent à la fois comme pour m'écraser, et je
tremble à la pensée de devenir prêtre du bon
DIEU. Vous, du moins, mes chers frères et sœurs,
pardonnez-moi et priez pour moi. J'espère que
mon père et ma mère ratifient dans le Ciel le
pardon qu'ils m'avaient accordé à leur lit de mort,
et j'aurais tort de moins compter sur la bonté de
Notre-Seigneur JÉSUS-CHRIST pour me pardon-

ner, lui aussi, que je ne compte sur l'amour de
mon père, de ma mère, et sur le vôtre. » Dieu lui
donna la joie cependant, et il écrivait un mois
plus tard : « Je n'aurais jamais pu penser que le
bon Dieu me ferait tant de grâces ! Je ne songe
plus guère qu'à la messe... Presque tout seul avec
le bon Dieu, qui se laisse faire par moi tout ce
que je veux ! je parle : il vient là sous mes yeux,
dans mes mains. Je prends l'hostie : il est caché
sous les apparences que je touche, il va où je le
conduis. Il entend tout ce que lui disent mon
cœur et ma bouche, il voit mes regards qui se
fixent sur lui. Et enfin, quand tous deux nous
avons ainsi traité ensemble pendant près d'un
quart d'heure, il descend dans mon cœur, et nous
voilà si bien réunis que moi, pécheur, et lui, Dieu,
nous ne faisons plus qu'un. Bien entendu toute la
journée cela me revient, et je voudrais passer ma
vie à dire la messe. » Quelques mois s'écoulèrent
heureux dans les premières joies du sacerdoce ;
mais le Père Ruellan, qui recevait avec reconnaissance les dons de Notre-Seigneur, lui voulait
offrir un peu de souffrance pour tant d'amour.
Alors survinrent les décrets de mars 1880. Ils
allaient sans doute donner aux compagnons de
Jésus l'occasion d'aimer Dieu en œuvres. Certes,
si la Compagnie de France devait boire quelques
gouttes d'amertume pour l'honneur de son divin
Chef, le Père Ruellan était jaloux de s'en réserver une part. Quand approchèrent les jours mauvais, il répondit en ces termes à une offre géné-

reuse de son frère : « Tu comprends bien que
s'il faut souffrir, comme c'est fort probable, je
tiens beaucoup, sauf les ordres que je pourrais
recevoir, à être de ceux qui souffriront. Je suis
très décidé à éviter de tout mon pouvoir l'heureuse fortune qui me sourit de Pordic. J'aurais
trop de chagrin et de remords parmi vous en
pensant que mes frères d'armes sont proscrits et
victimes pendant que je jouis de ce que j'aime le
mieux au monde : vous. Je comprends bien vos
cœurs, et je vous remercie. Le R. P. Recteur, à
qui j'ai dit que vous offrez deux lits et l'hospitalité, et même, d'accord avec Monsieur le recteur,
du ministère à exercer, m'a chargé de vous répondre et, par vous, à Monsieur le recteur, qu'il est
profondément touché de votre dévouement et de
votre affection... Je vous avoue, mes chers frères
et sœurs, que j'ai eu souvent les larmes aux yeux
quand j'ai vu les témoignages de respect et de
vraie tendresse qu'on nous donne en ces circonstances. Jugez de ce que j'éprouve en vous comptant au nombre de ceux qui se disputent l'honneur
et la joie de devenir nos bienfaiteurs, fût-ce au
prix de graves sacrifices ! Et la Compagnie de
JÉSUS, oh ! comme je l'aime maintenant ! La
passion s'en mêle, et, si l'enthousiasme de mon
amour ne me trompe pas (ce qui toutefois est
bien possible), je ne reculerais pas devant des
baïonnettes, s'il les fallait affronter, pour demeurer
fidèle au drapeau et au Cœur de JÉSUS ! Voyez-
vous, mes chers frères et sœurs, cela fait du bien

d'être persécuté, cela fait du bien d'être un objet
de dérision quand on est outragé et persécuté
pour le nom de JÉSUS ! Ah ! comme Notre-Seigneur l'avait bien dit : « Vous serez heureux
quand ils vous poursuivront et qu'ils vous pros-
criront en haine de mon nom ! » Comme je sens
cela en ce moment ! Comme c'est vrai ! Et comme
au prix de ces joies toutes les joies du monde
sont méprisables ! Qu'ils soient bénis ! qu'ils
soient bénis ! Sans eux nous n'aurions peut-être
jamais souffert ni pleuré pour JÉSUS ! Ah ! que
le bon DIEU les éclaire et les convertisse ! Qu'il
accepte comme rançon de leurs âmes les maux
dont ils nous veulent abreuver ! »

La communauté dissoute, une vie nouvelle était
en perspective, privée, isolée. L'expulsion eut lieu
le 30 juin. Au soir de cette journée le Père Ruellan
bénissait DIEU de tout son cœur, d'autant plus sincèrement que, face à face avec le sacrifice, il en me-
surait mieux la grandeur. « Cela sera triste », disait-il. Ce fut triste, en effet; mais pour lui, du moins,
l'expérience de cette tristesse fut courte. DIEU le
menait à d'autres travaux. Chassé de Laval, le Père
Ruellan retrouva bientôt une famille religieuse
au collège Sainte-Marie de Cantorbéry. Il y remplit durant un an la charge de Préfet des études,
avec un dévouement à ses élèves qui venait du
cœur. « Il faut bien leur prouver, disait-il, que
s'ils nous ont aimés au point qu'ils ont presque
tous demandé à nous suivre hors de France, nous
aussi nous les aimons, et ne demandons qu'à

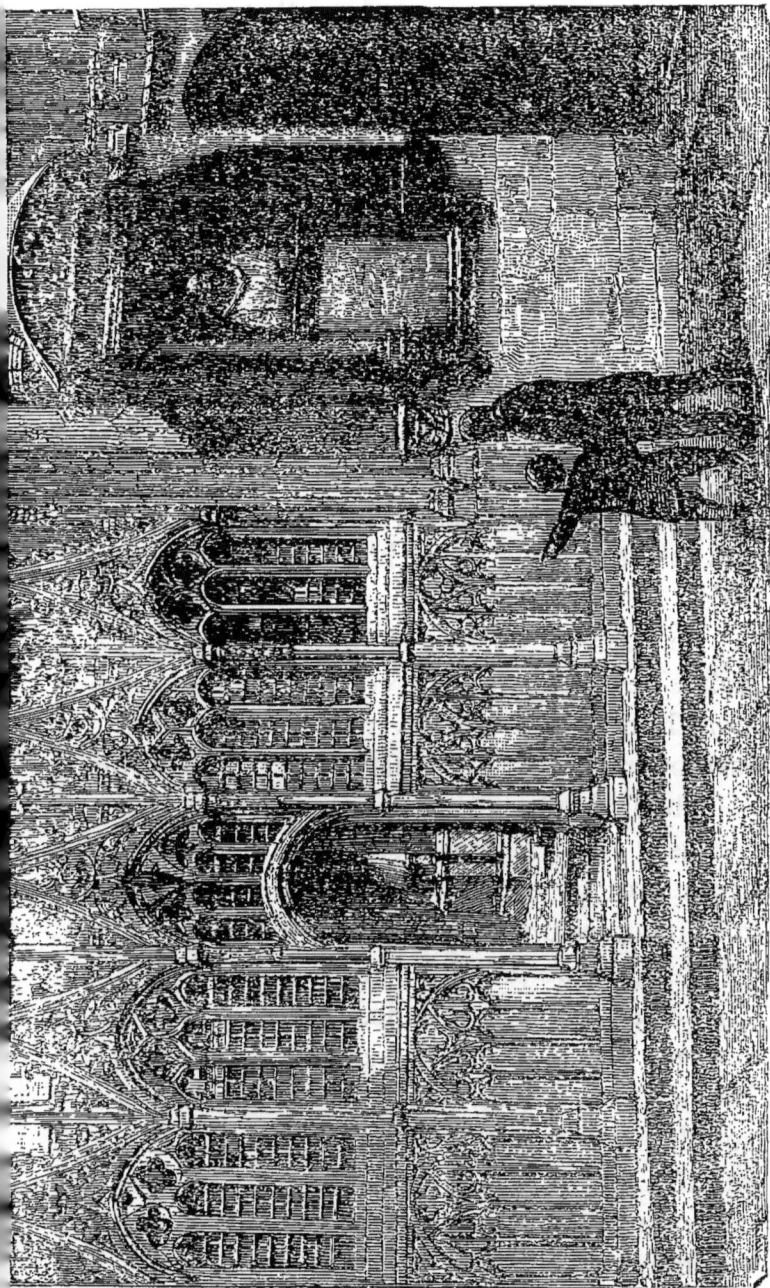

CHAPELLE du MARTYR dans la cathédrale de Cantorbéry.

nous dévouer pour eux jusqu'à la mort, s'il le
fallait. » A la fin de l'année scolaire, juillet 1881,
nous le trouvons tout à coup à l'École apostolique, réfugié d'Amiens à Littlehampton. Les crises
nerveuses de l'été avaient nécessité cette absence,
au bout de laquelle il entrevoyait dès lors l'ordre
d'un départ définitif. Il annonce tout cela gaiement, suivant sa coutume. « Notre-Seigneur,
écrit-il à ses frères, a des manières de faire tout
à fait à lui; et qui m'eût dit, il y a quinze jours,
que je serais aujourd'hui sur la côte de Sussex,
entre Brigthon et Portsmouth, en face de Hon-
fleur, dont les bateaux viennent ici chaque jour,
qui m'eût dit cela m'eût bien surpris. Pourtant j'y
suis... Si vous ne savez pas ce que c'est qu'une
École apostolique, dites-le-moi, je vous ferai connaître ces perles-là. Un vrai nid de petits saints,
dont la dévotion n'est point du tout attendrie ni
larmoyante, mais qui vous font sans sourciller, à
tout bout de champ, un tas de petits prodiges de
vertus. J'en ai, à mon service, un qui rit toujours.
Il me protège, et trouve dans ma chambre et dans
mes meubles une masse de petites choses à arranger, après que je l'ai fait moi-même le plus con-
sciencieusement du monde. Il n'y a pas à dire, je
dois me résigner à le laisser maître chez moi. Eh
bien oui, me dites-vous, mais que fais-tu là? Je
souffle. La chose a d'abord été assez sérieuse. Il
se mêlait à mon affaire certains battements de
cœur qui d'abord prouvaient que j'ai un cœur, et
secondement inquiétaient le médecin, peu accou-

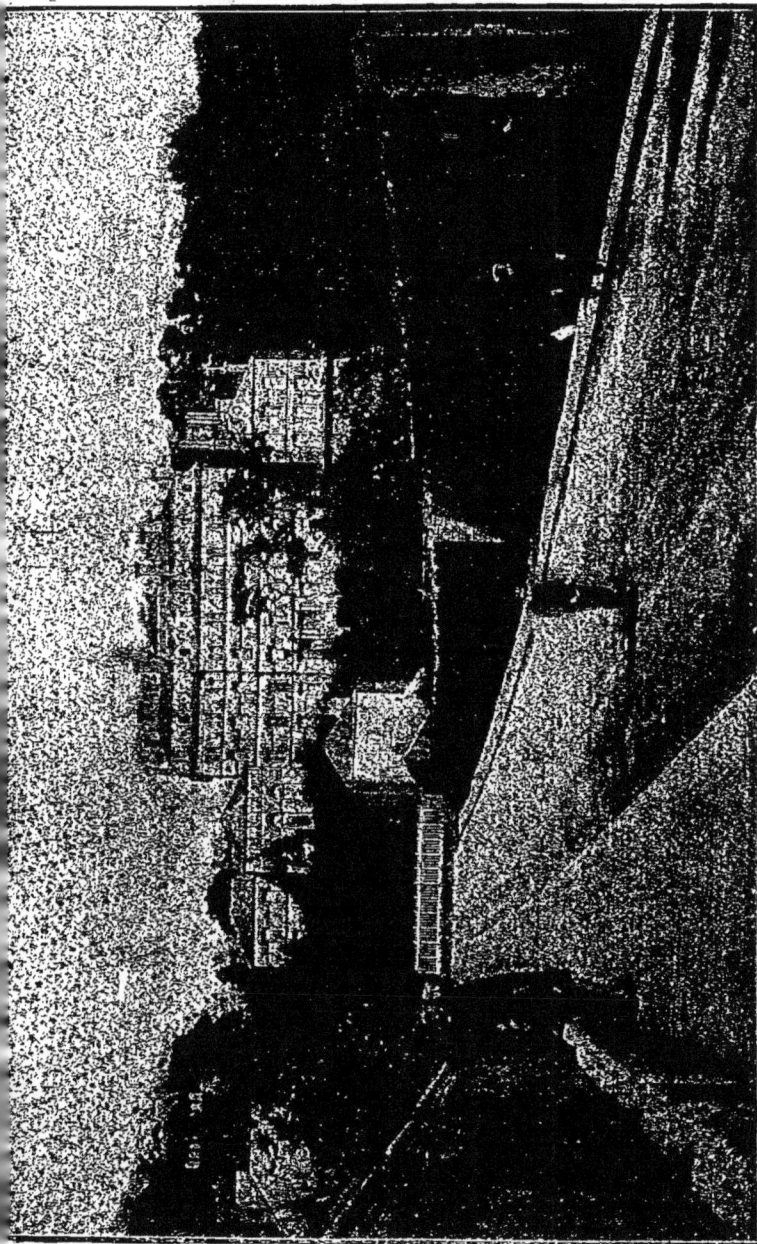

JERSEY. — Maison Saint-Louis (ancien Impérial Hôtel.)

tumé à mes procédés. C'est ce qui a décidé mes
supérieurs à me remplacer à Cantorbéry pour les
derniers jours et à m'envoyer ici. Je fais le bonhomme... Quant à l'année prochaine, on m'enverra
peut-être au troisième an (second noviciat). En
ce cas, j'irais à Hadzor, au centre de l'Angleterre.
Toutefois je ne sais rien de certain. Mais j'ai fait
mon sacrifice de revoir jamais mes chers enfants
de Cantorbéry. Le bon DIEU sait bien que cela
m'a un peu coûté, mais c'est sa volonté. Rien à
dire, sinon à remercier. »

Il partit en effet pour Hadzor. Ce fut là qu'il
sentit en son âme l'appel de Notre-Seigneur, la
voix qui, déjà deux fois entendue, l'invitait, après
l'avoir nommé prêtre et religieux, au plus haut
degré de la vocation apostolique, et lui promet-
tait assez de grâces pour soutenir, à la gloire de
DIEU, le rude labeur du missionnaire. Se donner
aux Indiens des Montagnes Rocheuses fut désormais la haute ambition du Père Ruellan ; une
année cependant devait s'écouler encore entre le
troisième an et le départ : il la passa à St-Louis
de Jersey, où l'envoyèrent ses supérieurs, avec la
charge de ministre, au mois d'août 1882.

Il y arriva le cœur en deuil. Sa sœur unique
venait de mourir, et la mort avait frappé à l'impro-
viste. Si le frère pleura, le compagnon de JÉSUS
ne vit dans cette épreuve qu'une occasion de s'im-
moler sans réserve à ce DIEU « qu'il faut aimer
de plus en plus, s'écrie-t-il, à qui il faut nous donner de plus en plus, pour qui il faut nous évouer

à qui nous devons nous coller, si je puis parler
ainsi, avec un amour plus confiant pendant qu'il
nous frappe, comme pour lui dire : Frappez, mon
DIEU ; frappez, mon bon JÉSUS ; à la façon dont je
supporterai vos coups, vous verrez si je vous aime
et si je suis prêt à répondre à vos souffrances par
ma résignation et par mes souffrances endurées
pour vous. » Notre-Seigneur, qui donne à ses amis
le sacrifice pour récompense du sacrifice généreu-
sement accepté, allait bientôt lui permettre de
s'éloigner à jamais de tout ce qu'il aimait encore
en ce monde ; et, à la fin du mois de mai suivant,
le Père Ruellan, dans la joie de son âme, annonçait
à l'un de ceux qui l'avaient précédé aux missions,
son départ désormais prochain : « Quelle bénédiction, lui dit-il, que de pouvoir sacrifier au bon
DIEU absolument tout ce qui garderait encore
quelque charme pour nous ici-bas ! Loin de son
pays, si loin qu'on a perdu tout espoir de le revoir
jamais, loin de sa famille et de tous ceux qu'on a
jamais connus et aimés, loin même de ces saintes
affections de la famille religieuse qui peuvent
avoir encore quelque chose d'humain, en tête à
tête avec des gens fort grossiers, sans doute, même
après leur conversion, ou des enfants dépravés
qu'il faut ramener au bon DIEU parmi mille privations, fatigues corporelles, fatigues morales,
embarras, sans compter les épreuves personnelles
que le bon DIEU permet ou procure, dans ces
conditions, comme on est bien pour se rapprocher
du Cœur Sacré de N.-S. JÉSUS-CHRIST !

Ruellan.

» Voilà deux ans bientôt que j'appelle l'heureux moment d'offrir à DIEU tous ces sacrifices. Comme j'ai hâte de voir passés les trois mois qui me séparent encore de l'heure bienheureuse où ils seront consommés ! Priez beaucoup, mon cher frère, pour vos nouveaux compagnons d'apostolat ; car il faut toujours trembler et craindre qu'à raison de mon indignité profonde, Notre-Seigneur, après m'avoir montré à quoi m'appelait son amour si j'eusse été fidèle, ne me repousse et ne me refuse cette place d'honneur dans son avantgarde. »

La place d'honneur ne lui fut pas refusée. Le dévouement l'avait acquise, l'humilité la gardait. Il fit allègrement ses adieux à ses frères de religion qu'il aimait : — « J'étais naturellement trop heureux parmi vous tous, écrira-t-il un jour. Maintenant à la bonne heure : je n'ai plus rien que le bon DIEU ! » — A sa famille, durant une courte visite, dont il lui révéla plus tard les impressions : « N'allez pas croire que mon séjour à Pordic m'ait trop coûté. J'étais bien heureux ; jamais je n'avais éprouvé à vous revoir tous, à revoir toutes nos familles et la petite légion des neveux et nièces, tous les braves gens qui vous entourent, tous les lieux pleins de souvenirs, autant de bonheur naturel... J'avais bien dans l'âme comme un endolorissement continuel, avec de petites crises un peu plus aiguës ; mais c'était précisément ce qui me permettait d'offrir quelque chose au bon DIEU. Et vous aussi, vous le faisiez de votre côté.

Et nous continuerons de faire ainsi toujours. Le bon DIEU fait homme a bien gardé toute sa vie sur le cœur l'épouvantable honte et l'épouvantable peine que lui causaient nos péchés et ceux du monde! Et c'était par amour pour nous. » Les dernières lignes qu'il data de France pour sa famille, disaient : « En haut le cœur ! Soyons, s'il se peut, radieux d'avoir à offrir au bon DIEU un si grand sacrifice. Souffrons, pleurons un petit peu, mais avec reconnaissance, et même avec une certaine joie au fond, parce que c'est maintenant que nous sommes sûrs d'aimer un peu le bon DIEU ! Tout va très bien jusqu'à présent. » Tout allait très bien, car tout allait au gré de DIEU.

Du Hâvre aux montagnes indiennes, les étapes furent rapides. Il les a résumées en quelques traits de son joyeux style : « En mer dix journées, un peu monotones peut-être, à peine variées par quelques maigres tempêtes, deux ou trois splendides levers ou couchers de soleil, le vol des oiseaux de mer, les ébats des marsouins, et la rencontre de quelques rares navires. A New-York trois mois passés, presque tout entiers, dans une toute petite chambre du collège ; longues études sur des livres anglais ; quelques promenades dans les interminables rues et avenues, dans l'immense et magnifique Central-Park, sur les rives enchanteresses de l'Hudson, dans la rade fourmillante de vaisseaux de toute sorte, de tout pays. En Pensylvanie, dans ses amples, riches et heureuses plaines encerclées de montagnes bleues, trois

mois d'hiver passés partie à l'étude, partie à
l'exercice du saint ministère dans un rayon de
cinq lieues, longues courses en traîneau sur le
tapis de neige, prédications, œuvres et quantité
de consolations. Enfin huit jours en chemin de
fer par Baltimore, Chicago, Saint-Paul, Héléna,
tantôt à travers les collines, tantôt par des plaines, des plaines et des plaines encore, tantôt dans
la montagne : puis la mission et les Indiens. »

Arrivé à New-York le 25 septembre, le Père
Ruellan y séjourna donc trois mois. Le R. P. Cataldo, supérieur de la mission, exigeait avant
toutes choses la connaissance de la langue anglaise. « Le Père Cataldo, écrit-il, m'enivre de
Corbeaux, de Cheyennes, de Têtes Plates, etc.
Mais, hélas ! il faut savoir l'anglais. J'en lis tout
bas, tout haut, et j'en écris à longueur de journée. J'en écoute aussi aux sermons et aux récréations ; mais j'en dis fort peu. Pourtant le Père
Cataldo ne me veut pas là-bas avant que je puisse
prêcher *in the name of the Father and of the Son,
and of the Holy Ghost.* » Au zèle de son missionnaire DIEU donnait l'étude dans l'isolement d'une
petite chambre. Ce fut l'heure pénible. Les épreuves se succédaient. « J'en ai eu un bon lot depuis
mon départ, » écrit-il. Une douleur surtout le
mordit au cœur ; c'est son expression. Nous n'a-
vons pas à révéler ce don de DIEU ; du moins
nous pouvons dire avec quelle foi il fut reconnu,
avec quelle ferveur il fut accepté. « J'ai remercié
beaucoup le bon DIEU de tout ce qui là-dedans

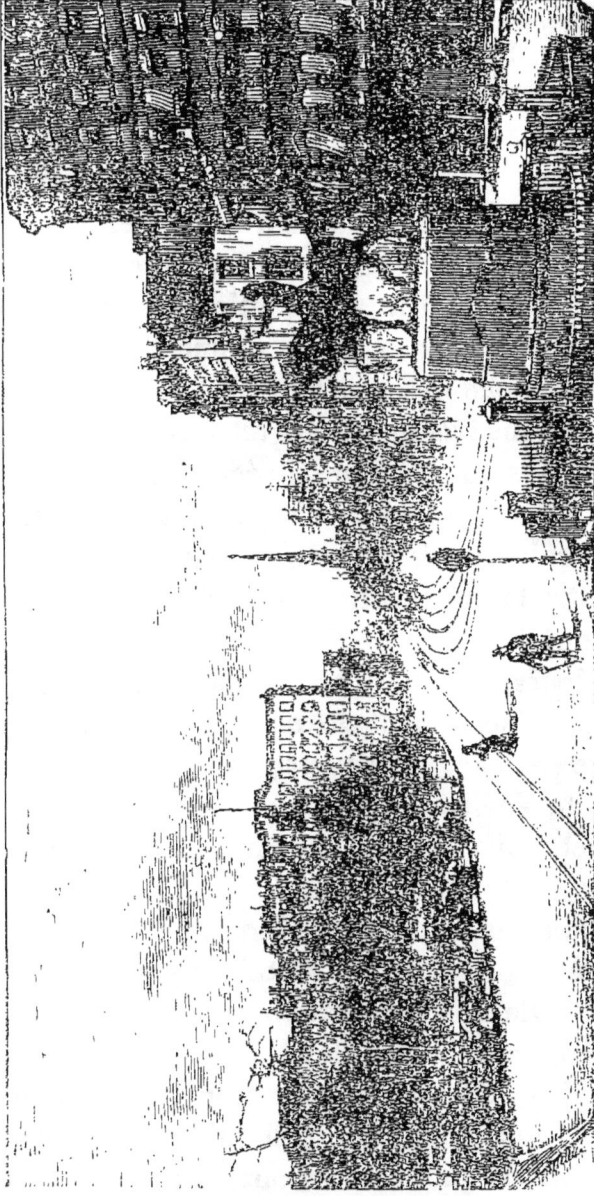

NEW-YORK. — Square de l'Union et statue de Washington.

était souffrance et humiliation ; j'ai demandé au
bon DIEU bien souvent, mais avec un peu de
crainte peut-être, de me continuer ce régime-là,
qui est tout à fait fortifiant. » Et après la lutte :
« C'est fini. Le bon DIEU sait ma faiblesse. Et
puis je ne profitais vraiment pas assez bien de
ces rudes et grandes grâces. Par ailleurs, conti-
nue-t-il, le bon DIEU me soutient merveilleusement ; mais le pain qu'il me donne à manger est
toujours un peu de pain sec. C'est le bon. »

Ne pensons pas que le regret fût de part dans
ces tristesses. Sans doute il écrit : « Il y a des
moments où j'aurais bien du plaisir à laisser venir
les souvenirs ; mais je ne suis pas encore assez
fort contre la mélancolie, qui pourrait s'en mêler
et m'empêcher d'en profiter. C'est égal ! que de
beaux jours ! » Mais, en même temps : « En
vérité, là, sincèrement, je n'ai jamais éprouvé le
moindre petit regret d'avoir tout quitté, la moindre petite envie de vous retourner. » Non, pas
un regret, mais, nous le verrons, cette joie incor-
ruptible qui est l'arôme du sacrifice.

Au mois de décembre, il reçut l'ordre de se
rendre à Woodstock. « Woodstock, écrit-il, est
un village de trois maisons en bois, au fond d'une
ravissante petite vallée, dans laquelle débouchent,
à cet endroit même, deux ou trois autres ravins,
chacun d'eux apportant son ruisseau au pittoresque torrent qui s'en va moutonnant et bruyant
à Baltimore. Au sommet d'une des crêtes, entre
deux de ces ravins, s'élève un grand bâtiment

sévère, entouré d'un vaste parc. Tout cela était couvert de neige quand j'y suis arrivé. » Là, au scolasticat, le Père Ruellan eut la joie de saluer plusieurs de ses futurs compagnons de mission. Il ne fit du reste qu'y passer. Un Père était malade à *Conewago :* le Père Ruellan fut chargé de son ministère ; ce n'était pas encore la mission indienne, c'était du moins l'apostolat.

Lui-même nous fera connaître son nouveau séjour. « J'ai lu hier une histoire abrégée de ce lieu-ci. J'ai trouvé plusieurs noms français dans la liste des missionnaires qui s'y sont succédé : Père de Barthe, à qui Louis XIV envoya son portrait et celui de la reine : nous les avons encore. Père Denecker, dont j'entends partout rappeler le souvenir, etc. Le prince Galitzin, dont la conversion fut cause que son père, alors premier ministre, nous fit exiler de Russie presque immédiatement après que la Compagnie eut été rétablie partout ailleurs. Il n'était pas Jésuite : ce fut un saint prêtre, et il évangélisa longtemps ces contrées. Sa chapelle était une cabane, et il couchait sur du bois ou de la paille. Il était si humble qu'on ne pouvait lui parler de sa famille sans le mécontenter. Tout ceci était pays indien il y a cent cinquante ans, et il y a cent ans les sauvages faisaient encore de temps en temps des incursions sur les terres des fermiers et des colons. Maintenant c'est très civilisé. Partout de petites villes où toutes les rues absolument sont au cordeau et se coupent à angle droit, avec une, deux ou trois vastes places carrées, selon l'importance. Les campagnes sont pleines de fermes, et tout est parfaitement cultivé. Beaucoup de bois aussi, petits, mais bien soignés. Les Pigeon-Hills sont couverts d'une quasi forêt, mais beaucoup de vallons ou bassins y sont cultivés. Chaque ferme se compose d'une maison d'habitation tantôt en planches, tantôt en briques, d'une immense grange en planches et de nombreuses étables en planches aussi. La maison a toujours un étage, pas plus ; au rez-de-chaussée, outre la cuisine et quelques autres appartements, il y a invariablement un salon avec tapis, rideaux, meubles quelque peu ouvragés, coussins, objets de fantaisie. On trouve ceci même chez les vrais pauvres. Quant à l'extérieur des maisons, entourées de leur jardinet, elles sont toujours de forme pittoresque, ornées de colonnettes, de galeries, etc..., et peintes proprement quand elles sont en bois. »

La résidence établie à *Conewago* dessert, avec ce bourg, quelques petites villes voisines. Deux d'entre elles, Paradise et New-Oxford, furent confiées au Père Ruellan. Il partait seul, le samedi, en voiture, ou bien en traîneau tant que les chemins furent de neige, remplissait les fonctions de curé dans ces deux paroisses et aux environs, et, le lundi suivant, rentrait à la résidence, où la préparation de l'excursion prochaine, l'étude de l'anglais, devenue l'unique langue de son ministère, les œuvres de zèle, occupaient laborieusement la semaine. Ses travaux étaient faits avec entrain et racontés de même. « Je reviens de ma tournée du dimanche. Samedi soir j'allai d'abord au Berlin de ce pays-ci ; superbe pays, mais il neigeait désagréablement. Il va sans dire que nos traîneaux sont à ciel ouvert. Puis à Paradise. J'y ai dormi dans ma chambre de presbytère, où l'on éprouve l'impression d'une nuit passée seul dans une maison inhabitée, seul avec les bons anges et le bon DIEU. Le lendemain, j'ai confessé, prêché, dit la messe, visité mon petit catéchisme, — cinq garçons et autant de filles. Et me voilà reparti pour Oxford. A Oxford grand'messe, le même sermon, baptême d'un gros poupon protestant d'un an qui vient d'être adopté par deux braves catholiques, absolument ravis de le posséder et de le faire baptiser. Le soir, visite, vêpres, bénédiction, visite encore aux environs, avec distribution de dragées aux petits enfants. A Oxford, j'ai une chambre chez un excellent mercier veuf, qui est notre plus gros bonnet. Un petit *home* très confortable ! Enfin, ce matin à cinq heures et demie, je commençai mes tournées de malades. A sept heures, messe ; puis seconde tournée de malades avec le bon DIEU sur moi. Entre autres, une vieille femme de quatre-vingts ans, qui est aveugle, presque sourde, et qui parle un certain germain-anglais dont je n'ai pas pu comprendre un mot. Ça ne fait rien. Nous avons fait chacun comme nous avons pu, et je l'ai laissée de bonne humeur pour quelque temps. Après cela, visite de l'école ; là j'ai tâché d'apprendre aux *boys*, pen-

dant une récréation, à faire une forteresse de
neige, que nous démolirons dans un grand combat prochain. » Ou encore : « Je viens de passer
huit jours hors de la maison. Il s'agissait de
diriger un *Fair*, qui se tenait dans l'une de mes
deux paroisses, à Oxford, pour tâcher d'amasser
l'argent nécessaire à l'achat d'une bibliothèque
catholique. Voici ce qu'est un *Fair*. Le pasteur
cherche d'abord un certain nombre de ménagères
et de jeunes ladies de bonne volonté, qui prennent
le soin de recueillir des dons, puis de vendre des
billets de loterie, enfin de vendre les objets le
jour venu. J'avais huit ladies à mener, braves personnes d'ailleurs et vraiment dévouées. Quatre
étaient chargées d'un bazar, quatre d'une sorte
de boutique de pâtissier. Bazar et boutique de
pâtissier ont été ouverts cinq soirées de suite de
une heure à dix heures, dans la grande salle d'un
collège abandonné. Tous les soirs, à partir de six
heures, une foule de gens, hommes, femmes, jeunes gens, jeunes filles, enfants, venaient d'un peu
partout, et, moyennant dix sous, pénétraient dans
la salle. Là, on vendait toute espèce de choses ;
on faisait prendre des billets de loterie. On tirait
les lots, on organisait un tourniquet, un sac à
surprises. Par-dessus le tout, une affreuse musique
de ville avec grosse caisse, tambour, cuivre, etc.,
nous assourdissait de ses fanfares, à la grande
satisfaction du bon peuple. Le vendredi soir, nous
avons eu, dans une salle voisine, depuis six heures jusqu'à dix heures et demie, une succession

de soupers. Point d'autres mets que des huîtres et des desserts, point d'autre boisson que de l'eau fraîche : quarante sous par tête. Ça été un grand succès. Et, pendant ces cinq jours, il me fallait passer mes après-midi et mes soirées au milieu de tout ce monde, recevant de tous côtés des flots de menue monnaie, surveillant un peu tout, remerciant et félicitant les musiciens, causant avec les fabriciens et autres grosses têtes, souriant comme si je m'étais amusé ! En voilà une existence ! ! ! Puis mes matinées se passaient à faire des comptes, à visiter mes ladies pour régler mille petites choses ! J'avoue que je n'avais pas prévu ce genre d'occupation. Mais le bon DIEU, pour qui on devient capable de tout, nous a bénis. »

La bénédiction de DIEU était vraiment sur lui : visible à l'extérieur, sur ses travaux, plus secrète sur son âme. « Je suis ravi de mon sort, avouait-il, le bon DIEU me donne toutes sortes de grâces et de consolations. Ah ! comme c'est bon de tout sacrifier pour Notre-Seigneur ! Quelles grâces cela nous vaut ! Si nous étions généreux, si nous songions sérieusement à expier nos péchés, si nous avions une vraie passion de faire connaître le bon DIEU, de le faire aimer, de le faire servir, comme nous deviendrions de grands chrétiens et des saints ! Quelle paix, quelle joie nous nous assurerions sur la terre, et, pour plus tard, quelle récompense ! Sans doute on a à souffrir, surtout dans les commencements, mais quelles consolations l'on goûte, et quelles espérances ! » Il lui fallait

bien souffrir, puisque DIEU l'aimait. Son nouveau
genre de vie, peu solitaire en apparence, le fixait,
en réalité, dans un isolement intime dont les circonstances lui semblaient à bon droit rigoureuses.
Mais il prenait l'épreuve de haut : « L'isolement
même, disait-il, quand le bon DIEU remplit le
vide des créatures, est une excellente condition
pour se sanctifier. L'humain s'en va vite à ce
régime-là. D'ailleurs, on a son crucifix, et l'on a
la chapelle, et l'on a son chapelet ! En vérité, je
remercie le bon DIEU de tout mon cœur de
m'avoir mis à cette diète des consolations humaines. C'est une très grande grâce. Les œuvres du
ministère aussi sont pleines de grâces |avec leurs
embarras, leurs petites fatigues, etc. Comme le
bon DIEU est donc bon ! » DIEU est bon ! De ce
cri dont il savait saluer la souffrance, il pouvait
accueillir la consolation quand DIEU la donnait.
Il écrit un jour : « Comme le bon DIEU est bon !
Tenez, samedi soir à sept heures, j'ai dû venir de
Paradise, ma station la plus éloignée, prendre le
bon DIEU à Oxford pour le porter le lendemain
avant ma messe à une infirme. De huit à neuf
heures du soir, j'emportais avec moi le bon JÉSUS
dans mon cabriolet, par un beau clair d'étoiles,
sur une route absolument solitaire à cette heure
et silencieuse. Si vous saviez la bonne méditation
que nous avons faite ensemble sur la Samaritaine,
le « *Si scires donum Dei*, le *Dedissem tibi aquam
vivam*, le *Da mihi bibere !* » Dire que Notre-Seigneur parle à mon cœur si tendrement et si forte-

ment, à moi qui l'ai tant outragé! C'est à n'y rien comprendre, n'est-ce pas ? De temps en temps, DIEU me fait des grâces de ce genre. Il sait que j'ai besoin de ce lait si doux, qui fortifie en même temps qu'il réjouit et console. Ce soir-là j'étais un peu fatigué. Le matin j'avais fait mes douze ou treize milles (quatre ou cinq lieues) pour aller porter le Saint-Sacrement à une infirme et visiter mes sept familles catholiques de Berlin, puis trois ou quatre autres milles pour revenir dîner à Paradise. Immédiatement après dîner, j'étais parti à pied pour chercher des brebis égarées à Abbotstown, autre petite ville à deux milles de Paradise. A mon retour j'avais confessé, puis soupé, et c'était après souper que je faisais ce dernier voyage de dix ou douze milles, aller et retour; mais je vous assure que ma fatigue ne me pesait guère pendant que j'avais ces bienheureux entretiens avec mon bon JÉSUS. Le lendemain matin, un peu après cinq heures, nous voyagions et conversions encore ensemble sur la route des Pigeon-Hills, où nous attendait une vieille Allemande incapable de venir à lui. Au retour, j'ai vu le soleil se lever sur ce magnifique paysage, et je me suis mis à chanter dans la solitude. » Ces derniers mots ne sont pas une boutade jetée au hasard. DIEU a fait la beauté de ce monde, le Père Ruellan admirait l'œuvre en adorant l'Ouvrier. « Aujourd'hui, écrit-il au soir d'une de ses excursions, en revenant dans mon traîneau de faire mes cinq lieues pour visiter mes paroissiens, extrémiser

une pauvre vieille femme de quatre-vingt-six ans,
surveiller mon école d'Oxford et ses quatre-vingts
enfants, garçons et filles, je me suis trouvé, au
haut d'une côte, en présence de toute l'immense
plaine couverte de neige, de hautes collines bleues,
baignées dans une splendide lumière comme en
Italie. J'étais enthousiasmé. Hier au soir, à Paradise, j'ai passé mon après-midi à faire une promenade à pied dans les environs pour faire visite
à une dizaine d'habitants, quelques-uns négli-
gents. Je ne sais si j'ai jamais plus joui des beautés
de la nature, surtout quand le soleil s'est couché.
Et puis j'éprouvais une vraie et bien profonde consolation à me sentir perdu, absolument tout seul
avec le bon DIEU, au milieu de ce nouveau
monde. »

Les longues heures données aux voyages
n'étaient pas, on le voit, des heures oisives. Ses
pensées alors remontaient vers ce DIEU qu'il
craignait tant de perdre parmi les occupations
extérieures, et qu'il voulait tant aimer. « Priez
bien pour moi, écrivait-il à l'un de ses frères, pour
que mon peu d'esprit religieux ne s'évapore pas
parmi les trop grandes activités du ministère.
Obtenez-moi surtout de bien aimer les embarras,
les humiliations, les croix, en un mot, tout ce
qu'a aimé Notre-Seigneur, et de ne pas perdre
les âmes par mes sottises et mes péchés au lieu
de les sauver. Et à un autre : « Obtenez-moi donc
l'humilité, le vrai dévouement, l'amour brûlant du
bon DIEU et des âmes ! mais le vrai saint amour,

qui oublie tout absolument pour ne penser qu'aux
âmes et au bon DIEU ! »

Nous croyons qu'il était riche de ces dons divins
celui qui écrivait les lignes suivantes : « Tous mes
catholiques sans exception sont fort aimables,
et se montrent pleins d'une affection qui me touche beaucoup. En vérité, je les aime, et il me sera
dur de les quitter. Et pourtant j'en serai enchanté.
Les protestants que je connais sont également aimables pour moi : tout cela est trop paradis ! C'est
un pays bien complètement perdu, ce sont des
sauvages ou quasi sauvages, ce sont les souffrances
et les privations du missionnaire que le bon DIEU
veut bien me réserver, je l'espère, dans son infinie
bonté.

» Avec cela peut-être pourrai-je expier un peu
mes péchés, peut-être pourrai-je acquérir quelque
vertu, peut-être pourrai-je procurer quelque gloire
au bon DIEU ! Peut-être ! Cela sera si je suis ce
que je dois être. Autrement, hélas ! non !

» Alors tous mes désirs pour ce monde seront
réalisés. Alors ma vie de la terre sera, je l'espère,
fixée. Tout cela, bien entendu, si le bon DIEU ne
me juge pas trop indigne. Comme j'aime à lui
dire souvent : « *Quid mihi est in Cœlo ? Aut a te
quid volui super terram ?* » Depuis que j'ai plus
effectivement tout quitté pour lui, mon cœur brûle
toutes les fois que je lui dis cela. »

Dans l'âme, avec l'amour divin, grandit la sérénité. Il écrit à la même époque : « N'allez pas
croire que je sois triste le moins du monde. Au

contraire, je suis heureux, j'allais dire comme un roi, mais je me reprends. Dans mes longues courses, je chante quand je suis bien seul, adaptant à mes airs préférés des bouts de vers pieux, en forme d'oraison jaculatoire. Dans ma chambre de presbytère, je fredonne aussi quelquefois. Ma bouche chante de temps en temps, mon âme chante toujours ! »

Ces lignes sont datées du mois de mars 1884. Quelques jours après, le Père Ruellan partait pour les Montagnes. Il devait y célébrer tout d'abord les fêtes de la Semaine Sainte : n'était-ce pas de divin augure ? Aux Montagnes, sans doute, il trouverait son Calvaire. Mais c'est de la Passion que naît l'*Alleluia ;* l'*Alleluia,* il l'avait fixé dans son cœur en y fixant un perpétuel sacrifice ; et, désormais, quoi qu'il advienne, le cri de sa souffrance, toute consacrée à la gloire de DIEU, sera si pur d'anxiété terrestre, qu'il faudra bien y reconnaître l'expression de cette paix heureuse où se reposent, rendant grâces au Père, les hommes de bonne volonté.

Le Père Ruellan quitta *Conewago* le 24 mars. « Je m'en vais, disait-il, extrêmement honteux de n'avoir rien fait ici. J'espère que Notre-Seigneur me comptera un peu, pour l'expiation de mes péchés et le salut d'âmes que d'autres amèneront à lui, ma bonne volonté, quelque travail et quelque sacrifice. » L'humilité parlait ainsi. Il revit en passant *Woodstock.* Le 27, il s'éloignait définitivement des États de l'Est, et, à travers toute la largeur de l'Amérique, le chemin de fer le conduisait, en quelques jours, de *Baltimore* à *Spokane-Falls.*

La mission des Montagnes Rocheuses possède sur son immense territoire (1) trois stations principales : Saint-Ignace, chez les Têtes Plates ; la maison du Sacré-Cœur, chez les Cœurs d'Alène ; celle de Saint-François Régis, chez les Indiens de Colleville; de plus, un grand nombre de postes moins importants chez les Indiens ou chez les Blancs. *Spokane-Falls* est un de ces postes. Il y avait là dans cette petite ville, récente encore et grandissant chaque jour, une résidence et une église : la résidence était une maison de bois, plus que pauvre ; l'église, une misérable cabane.

Cependant il était question dès lors d'établir à *Spokane-Falls* le centre de toute la mission : les fondations d'un collège étaient jetées, et l'on songeait à la construction d'une église.

A quelque distance, sous la forêt, un campement indien avait groupé ses tentes autour d'une chapelle : c'est là que, dès son arrivée, le Père Ruellan joignit le R. P. Cataldo. Il assista aux offices de la Semaine Sainte, chantés en pleine solitude dans une tribu sauvage d'apparence, mais civilisée pour le Ciel et, devant DIEU, resplendissante de foi et de charité ; il comprit,

---

1. Ce territoire comprend une partie du Montana, du Washington et de l'Idaho, c'est-à-dire presque toute la région située entre la Colombie Britannique, les Grands Lacs, le Wyoming, l'Orégon et l'Océan Pacifique.

émerveillé, ce que la grâce peut mettre de sève
divine dans ces rudes natures, et à quels fruits,
s'il plaisait à DIEU, pouvait prétendre son apostolat; il accueillit avec reconnaissance ces jours
saintement consolés entre les rigueurs de la veille
et les épreuves du lendemain; puis il revint à
Spokane-Falls, dont il devait être, pour quelques
mois, l'infatigable pasteur.

Il se dévoua à son œuvre, à ses œuvres, dis-je,
car la tâche était multiple : étude des langues
anglaise et indienne, instruction des enfants,
visites quotidiennes aux catholiques, visites aux
émigrants de passage, conversion des protestants,
tout le ministère d'une paroisse, excursions dans
les campagnes ; puis un collège, une église à
bâtir ; puis le soin de la résidence et la charge de
fournir leur matériel aux missions environnantes.
De ces travaux, il nous a fait lui-même des récits
vivants, que nous publions à la fin de cette notice.
On y voit l'homme à travers les œuvres. Nous
préférons ici voir les œuvres à travers l'homme
lui-même, pour ainsi dire ; ce regard plus intime
ne sera pas pour amoindrir, sans doute, ce que la
plume du narrateur a révélé de l'apôtre.

Apôtre, oui, par tout son cœur. Certes, devant
son zèle le champ était immense, un champ largement couvert d'épines. Chez la population
blanche de ces États naissants, peu ou point de
foi ; mais, à profusion, l'indifférence, l'impiété,
les misères morales. « Cette population, écrit-il,
est presque entièrement composée de rebut et

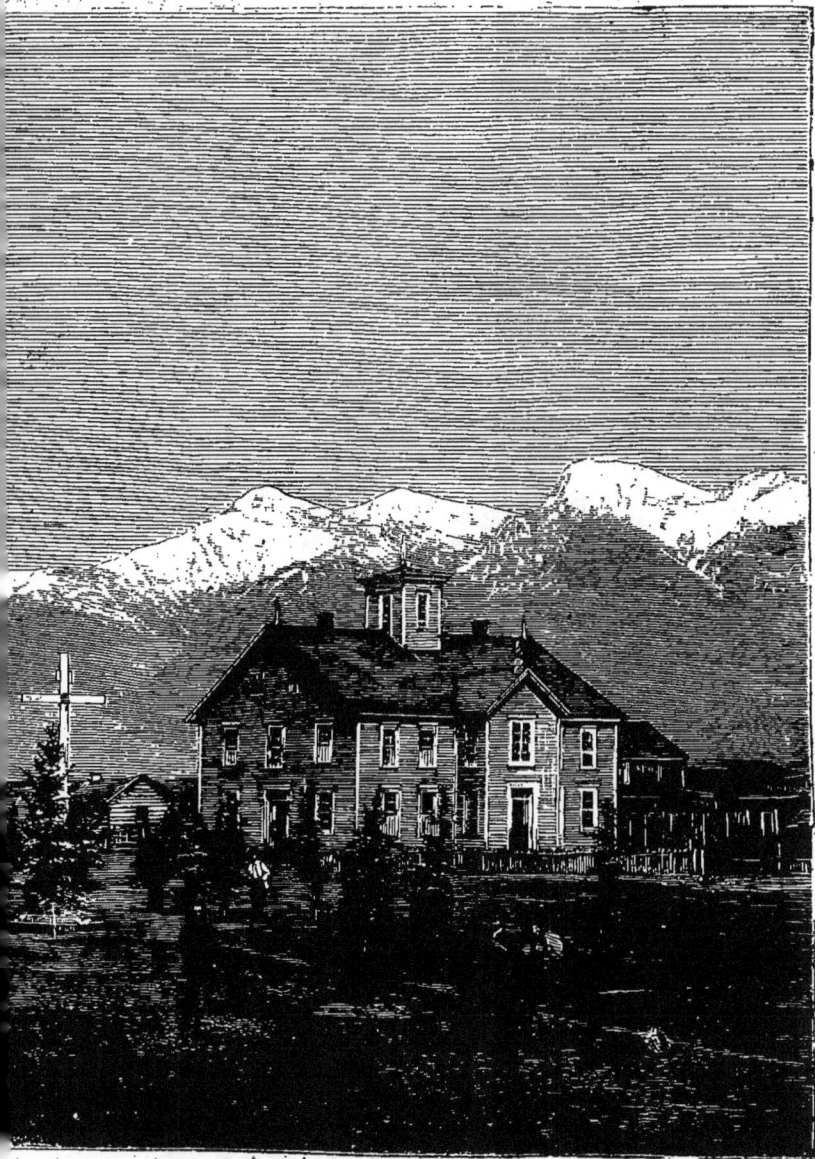

Missions de saint Ignace chez les Têtes-Plates.
RÉSIDENCE des MISSIONNAIRES.

d'écume. Le Père Cataldo va organiser le service
religieux des quelques petits centres qui nous
entourent à 20 milles à la ronde, et où il y a deux,
trois familles catholiques pratiquantes, plus des
individus isolés, plus un assez grand nombre de
catholiques sans foi ni mœurs. Un *saloon*, une
maison de jeu, une maison de débauche, voilà les
trois premières cabanes qui forment le noyau des
petites villes en bois dans tout ce pays. » Et, en
face de cette corruption envahissante, pour la
refréner, pour l'anéantir, s'il se pouvait, du moins
pour l'arrêter à tout prix aux frontières des sauvages : 27 prêtres, qui, dévoués au salut des peu-
plades indiennes, réductions à conserver, tribus
à convertir, et amplement pourvus de labeurs
et de fatigues, devaient défendre encore sans
relâche le territoire de la barbarie contre les vices
de la civilisation ! Spectateur de tant de maux,
spectateur militant, sans doute, mais souvent
impuissant, mais navré, le Père Ruellan connut
l'angoisse de ces luttes où l'on a pour adversaires
le nombre qui déborde, l'inertie que rien n'émeut.
« Comprenez-vous, écrit-il, l'affreux serrement de
cœur que l'on éprouve toutes les fois qu'on réfléchit à cette inimaginable pénurie des missionnaires en face de besoins pressants et universels
dans une étendue de territoire plus vaste que la
Russie, où chaque année affluent des peuples entiers ? » Ou bien : « Quelle misère ! et quelle croix
pour le cœur ! Franchement, à vous dire tout,
je souffre beaucoup, beaucoup, de voir comme

on délaisse, comme on dédaigne le bon Dieu dans ce pays-ci ! Et, me semble-t-il, je ne fais rien ! Les Indiens sont mon unique consolation, mais je n'ai presque pas de rapports avec eux. Je ne désespère pas toutefois. Je prie. Je visite mes catholiques ; nous sommes bons amis. Je fais semblant d'être joyeux et de les estimer, mais ils me font bien souffrir par leur indifférence. Ah ! si je pouvais leur faire aimer Notre-Seigneur ! » Ou bien encore : « Beaucoup d'épines ! A la bonne heure, c'est ce que je suis venu chercher. Mais priez pour que le bon Dieu me soutienne. Le bien se fait si difficilement parmi mes pauvres catholiques ! »

Puis, revenant humblement sur lui-même : « Il faudrait un saint ici, un homme de pénitences et de prières. Nos frères coadjuteurs et nos Pères me font rougir par leur mépris du corps et des aises. Je vous réponds qu'ils lui font la vie dure, à leur corps ! Quelle trempe ! Ce n'est pas ici qu'il faut des délicats, des difficiles ou des malades imaginaires !... Ma désolation, c'est de ne rien faire pour le bon Dieu. Un autre aurait déjà converti les sept ou huit protestants ou athées qui, depuis assez longtemps déjà, me donnent de vraies espérances. Un autre aurait fait de notre groupe de catholiques une délicieuse petite église. Un autre aurait déjà bâti à *Spokane* l'église pour laquelle je suis en quête. Un autre aurait attiré ici des ressources et des missionnaires, et serait devenu un saint ! Et le bon Dieu serait glorifié, serait connu, aimé, servi par je ne sais combien d'âmes qui attendent toujours au bord de la piscine que l'ange du Seigneur vienne mouvoir l'eau. »

Et alors il appelle de tous ses désirs ceux qui, mieux que lui, pense-t-il, sauront donner des âmes à DIEU : « Soyez notre saint Bernard, écrit-il à l'un de ses frères. Prêchez cette croisade aussi noble, certes, et aussi nécessaire que l'autre, aussi enthousiasmante pour qui sait comprendre. Trouvez-nous beaucoup d'humilité et d'amour d'une petite vie cachée, martyrisée à coups d'épingles, et quelquefois aussi à grands coups de sabre. Trouvez-nous beaucoup d'amour de la souffrance morale, et beaucoup de mépris pour toutes les délicatesses dans la vie physique. Trouvez-nous des fronts d'airain qui n'aient peur de rien. Trouvez-nous des patiences d'ange et des dévouements qui, même en face de besoins immenses, sachent à l'occasion passer des années sans rien produire en apparence. Ah ! mon Père, dans vos épreuves, croyez bien qu'il en est d'autres qui pleurent de vraies larmes sur les pieds de leur crucifix. Ce n'est pas moi, mais j'en connais. Et pour moi, je me suis mis ce matin, au moment de la sainte Communion, en présence de cette perspective épouvantable, mais possible : Voir une seconde fois la mission débordée par l'ouvrage à faire, ruinée faute d'hommes et d'argent, et un grand pays laissé au démon et à l'enfer, avide d'engloutir Indiens et Blancs. Alors j'ai dit au bon DIEU : Eh bien ! oui. Cela aussi, mon DIEU ! Fiat ! Mais faites que, même au milieu de ces ruines, si elles doivent se faire, je meure épuisé, à mon poste, pour votre amour ! »

Et un autre jour : « Dans vingt endroits les évêques nous appellent : en *Orégon,* en *Wisconsin,* dans les parties du *Montana,* de l'*Idaho,* du *Washington,* où nous ne sommes pas, et dans l'immense presqu'île d'*Alaska,* qui est toute pleine d'Indiens ! Saint François Xavier était prêt à quitter les Indes pour venir dans les grandes universités, à Paris surtout, chercher des apôtres. Ah ! si je pouvais aussi mettre le feu au cœur des prêtres, au cœur des religieux ! Notre-Seigneur est venu apporter du Ciel ce feu sacré ; il veut qu'il embrase. Ah ! qui l'allumera, ce divin feu du zèle et de l'amour ? Qui répandra sa flamme dans nos prairies, dans nos forêts, sur nos montagnes ? »

A ces douleurs de l'apôtre se mêlait l'épreuve des privations, des fatigues, de la solitude aussi. « Il y a bien là, à 100 mètres, 20 ouvriers qui travaillent au futur collège ; il y a bien en ville une vingtaine de familles catholiques dont je visite à peu près chaque après-midi quelques-unes ; malgré cela, je suis seul, bien seul ! La solitude a certainement des dangers. L'âme y peut être tentée d'ennui. Mais elle a de grands avantages aussi ; et si l'on prie, si l'on s'y met, elle apprend à vivre avec le bon DIEU, avec Notre-Seigneur, la Sainte Vierge, et les saints et les anges. Ah ! comme on presse amoureusement

sur son cœur son crucifix pour lui dire : O mon
JÉSUS ! seul avec vous seul ! pour votre amour ! ..
Quant à mon corps, il souffre pas mal d'accable-
ment, d'épuisement, sans inconvénient pour la
santé, qui est très bonne. La solitude, l'abandon,
la fatigue du corps et par moments de l'âme, tout
cela pesant à la fois sur le cœur, *o bona Crux ! Crux
diu desiderata, ardenter amata !* J'ai là, devant mes
yeux, l'image bien-aimée de Notre-Dame des
Douleurs et mon crucifix. C'est tout ce qu'il me
faut. » Et pour conclusion : « Avec tout cela, je
suis dans le haut de l'âme heureux comme un roi,
et je ne changerais pas mon sort contre le sort
de mes frères les plus paisiblement fortunés. Car
tout cela, c'est pour Notre-Seigneur et les âmes ! »

Cette conclusion revient sans cesse : « Ici je
vois m'apparaître, au point de vue naturel, la vie
passée dans une pauvreté qui est de la misère, la
solitude durant de longs jours, la solitude sans
compensation humaine jusqu'au jour où je saurai
un peu les langues indiennes. DIEU merci, la
grâce du bon DIEU m'aide, et, loin de me rebuter,
tout cela m'attire, et me fait bénir DIEU du plus
profond de mon âme, bien que je sente souvent
la nature frémir, du moins un moment. Oui, il
faut que DIEU donne sa grâce, et sa force, et
l'amour de sa croix, de sa croix seule, mais de sa
croix avec lui dessus : *Crux inuncta.* Vous dis-je
cela pour vous attendrir sur mon compte ? Oh
non ! En vérité je suis heureux, et le plus heureux des hommes ! »

Tout n'était pas douleur, cependant. Il y avait l'apathie religieuse des Blancs, mais il y avait la foi des chrétientés indiennes. Les missionnaires étaient en petit nombre, mais cette poignée d'apôtres faisait merveille. La mission était conduite avec une prudence vigoureuse qui ne défaillait pas. « Ici, écrit-il, je trouve les choses tout autres que je ne pensais. On m'avait insinué, affirmé même, et plus d'une fois, que ces missions n'ont pas d'avenir, sont insignifiantes, mal organisées, etc.; tellement que, malgré mon peu de tendance à compter sur la perfection, il me restait quelque crainte ; je trouve, au contraire, un bien extrêmement considérable réalisé, du bien à faire indéfiniment, un plan qui me paraît parfaitement sage, poursuivi sans dévier et sans fléchir. » Et puis, parfois, le sourire de Notre-Seigneur à son âme généreuse se faisait plus vivement sentir, et le P. Ruellan écrivait : « Je vous dirai qu'en vérité, ça me devient une maladie de pleurer de joie, et surtout de reconnaissance pour Notre-Seigneur. Ah! qu'il est bon pour un pécheur, et quel pécheur! Justement, ce matin, deux familles d'Indiens en voyage assistaient en passant à ma messe dans notre petit grenier, récitant et chantant leurs prières ; et un vieux frère, mineur pendant longtemps, et qui vivait alors seul dans les bois, cherchant et trouvant de l'or, mais point le bonheur, servait ma messe de son mieux. Le bon DIEU regardant du Ciel ce petit groupe d'âmes qui l'aiment et voudraient vraiment lui plaire ; la

Sainte Vierge, notre bonne Mère, nos bons anges, nos saints ! j'ai eu toutes les consolations possibles. » Il écrivait à la même époque : « Aidez-moi à remercier la Sainte Vierge et Notre-Seigneur. A côté des souffrances, il y a des consolations nombreuses et ineffables. Comme le bon DIEU est bon ! comme il est bon ! Je n'en reviens pas. » Suivaient ces lignes à la louange de cette Vierge pour qui son cœur brûlait d'amour, d'un amour naïf, et confiant, et simple, et filial : « Et puis, ma bonne Mère ! vrai, je crois que je l'aime tout plein. La bonne Sainte Vierge Marie ! je l'ai prise pour ma spéciale protectrice ; je ne veux rien faire que par elle et avec elle. Je m'émerveille de ce qu'elle m'a déjà accordé. Elle est tout à fait ma Mère, ma miséricordieuse Mère. Je distribue, autant que je puis, sa médaille miraculeuse, son chapelet. » Saint Ignace aussi bénissait, dans les labeurs de la vie active, ce véritable imitateur de son zèle : « Pendant la neuvaine de saint Ignace, le bon DIEU m'a accordé la grâce d'avoir presque toujours son souvenir actuellement présent à ma pensée, et de prier comme si j'avais été en conversation avec la divine Majesté. » DIEU l'aimait, DIEU l'avait séparé de toute joie terrestre, DIEU l'attirait à son intimité ; que lui fallait-il de plus, et n'avait-il pas raison de s'écrier : « La grâce d'être ici ! J'en bénis DIEU, je l'en bénis à tout instant du jour ! »

Il était de cette forte race qui accueille vraiment la consolation comme un répit entre deux

batailles, mais dont le cœur est à la souffrance,
parce que son cœur est à JÉSUS crucifié. Aux
épreuves actuelles qu'il aimait, le Père Ruellan
eût préféré une peine plus lourde encore. Il
l'avoue : « Vous dirai-je qu'hier au soir le R. P.
Cataldo me proposait, pour bientôt peut-être, un
poste où je serai bien plus avec les Indiens? C'est
le beau côté, mais où j'aurai beaucoup plus à
souffrir moralement que je n'ai souffert ici. (Pourtant je vous assure qu'un cœur qui aime un peu
le bon DIEU a de quoi souffrir ici, en voyant
dans quel enfer il faut vivre, et quels démons il faudrait convertir !) Il m'exposait les croix ; et je sentais dans mon cœur le désir d'aller à ces croix, et ce
désir grandissait à mesure qu'elles apparaissaient
plus nombreuses, parce que je voudrais bien montrer à Notre-Seigneur que je l'aime, s'il veut bien,
lui, me donner les grâces extraordinaires dont j'ai
besoin pour ne pas faillir ; et je suis venu à considérer comment le bon DIEU, du haut du Ciel, avait
les yeux sur ce Père qui, prêt à envoyer son
enfant à un quasi-martyre, lui en énumère les
tourments ; et sur cet enfant que la divine grâce
(j'espère du moins que c'est bien elle) prépare
et change pour lui faire aimer et désirer ces
douleurs. Comme le bon DIEU est donc infiniment bon ! » Pour terminer, la conclusion favorite :
« Priez pour moi, tout va bien. Je suis heureux
comme en paradis ! »

Cette lettre est du mois de septembre. Le Père
Ruellan ne devait pas encore quitter *Spokane*. Les

travaux se multipliaient ; ils n'étaient pas sans
fruits, et les espérances croissaient. Le mois suivant, le collège était achevé, et il en annonçait la
nouvelle. « Voilà notre collège bâti. Il fait vraiment fort bon effet, au bord de la haute plaine
qui domine tout le reste de la vallée, et entre
autres le plateau où la ville est assise sur l'autre
rive de la *Spokane.* Sa croix aux rayons dorés
ouvre ses bras vers la ville comme pour lui offrir
le salut et la paix. » Vers cette époque, le R. P.
Cataldo partit pour le concile de Baltimore. Après
le concile, il allait passer en Europe et y séjourner
plusieurs mois. Avant de se séparer de sa chère
mission, il lui donna pour vice-supérieur le Père
Ruellan. C'est assez dire ce qu'il pensait de son
nouveau missionnaire. Mais le Père Ruellan,
toujours humble, ne s'estimait pas de tel prix.
Entendons-le : « Savez-vous ce qui m'est tombé
sur les épaules depuis que je vous ai écrit ? Une
croix que je n'avais pas prévue, *bona Crux* tout
de même, mais pas *diu desiderata.* Puisse-t-elle
être *ardenter amata !* Le R. P. Cataldo est parti
pour le concile de Baltimore, et m'a laissé la
charge de le remplacer pendant son absence. Le
voilà maintenant qui s'embarque pour l'Europe,
et m'abandonne à mon malheureux sort. Priez
pour la mission ; c'est une épreuve bien grande
pour elle, à moins que le bon DIEU ne fasse
directement tout ce que ma parfaite inexpérience,
mon manque complet des qualités voulues et ma
malice m'empêcheront de faire. Par conséquent

plus que jamais, prière, prière ! Pour moi, ça m'est
égal, ou plutôt cela m'est bon de me dire à tout
moment : Quelle est la pierre qui va m'arriver
aujourd'hui ou demain ? Quelle est la grosse bévue
que je vais faire en écrivant ceci, en décidant cela,
en prenant cette mesure ? Cela m'accoutume à me
remettre, moi et tout ce qui m'est confié, entre les
mains du bon DIEU, à reposer mon fardeau et
ma personne sur le Cœur de JÉSUS. Je suis d'ailleurs comblé des grâces du bon DIEU, et je suis
le plus heureux des hommes. »

Cette épreuve ne fut pas de longue durée : le
Père Ruellan était alors bien près du Ciel ; et,
comme s'il en eût pressenti les abords, transporté
d'une ferveur toujours croissante, il avait hâte de
mourir pour se jeter au sein de DIEU. Dans ces
désirs qu'il exprimait, quelqu'un soupçonna un
sentiment de lassitude ou de tristesse. Il répondit :
« Avez-vous cru que j'étais mélancolique ? En
vérité, je ne crois pas avoir eu même un seul petit
point noir depuis que je suis aux Montagnes ; et
quand je dis : « J'espère bien ne pas faire de vieux
os, » c'est très joyeusement, je vous assure. Je
comprends le beau et saint désir de souffrir et de
travailler longtemps pour emmener au Ciel beaucoup d'âmes ; mais, dites-moi, au Ciel n'en atti-
rerons-nous pas plus encore en priant pour elles ?
Et puis enfin, il n'y a pas à dire, nous sommes
faits pour le Ciel et pour posséder DIEU ! D'ailleurs, *non recuso laborem*. Tant qu'il voudra et
tout ce qu'il voudra, et de tout cœur. *Amorem*

tui solum cum gratia tua ! Près de l'image de
Mater admirabilis et de Notre-Dame des Sept-
Douleurs, j'ai placé le *Mihi vivere Christus est*
de saint Paul. Ah! la belle devise ! *Et mori lucrum,*
cependant. »

Ce n'est pas pourtant à *Spokane-Falls* que
Dieu lui préparait ce gain suprême, l'heureuse
fortune d'une sainte mort. Un autre poste lui
avait été assigné pour l'hiver ; et la lettre que
nous venons de citer, datée du 13 décembre 1884,
ajoutait : « Le Père de Rougé et moi partons
d'ici à la fin de la semaine prochaine. Nous
allons hiverner à Colville, à 100 milles au nord,
dans la vallée de la Colombia, par delà de hautes
montagnes que nous traverserons en charrette ou
en coche, si la neige le permet. Il paraît que c'est
un pays superbe, un peu plus froid, mais encore
plus sain que celui-ci. Cette fois, j'espère que j'aurai quelque peu affaire aux sauvages, dont la langue commence à s'acclimater dans mes oreilles.
Dans notre collège de 48 à 50 pensionnaires, nous
avons un mélange de Blancs, de métis et d'Indiens,
les Blancs, les métis et les Indiens étant mêlés
dans la vallée. C'est loin d'être l'idéal, mais il faut
bien prendre le pays comme il est. Ce peuple de
Colville est peut-être le pire peuple à qui nous
ayons à faire du bien. *All right ;* on essaiera, et
vous prierez pour nous. » Le Père Ruellan s'éloi-
gna donc de *Spokane.* Quand il y était arrivé, au
printemps, on comptait à la messe 4 ou 5 personnes ; on en comptait 100 quand il partit. A

son arrivée, on ne connaissait que quelques catholiques ; à son départ, il en avait découvert plus de 200, mais au prix de quelles fatigues, quand chaque jour, quel que fût le temps, il s'en allait, vrai chasseur d'âmes, par les rues de la ville, de maison en maison ! Un accueil peu avenant ne le déconcertait pas. Il disait un soir, au retour d'une quête que sa charité avait entreprise en faveur d'un pauvre enfant estropié : « J'ai quelque chose, mais dans certaines maisons on m'a reçu tout juste bien. C'est bon après tout, cela aide à se mettre dans l'humilité. »

Arrivé à Colville le 22 décembre, « il y parut comme un ange de DIEU, écrit le Père Canestrelli, supérieur de la résidence. Aussitôt qu'il fut parmi nous, nous commençâmes à nous sentir dans une nouvelle atmosphère de sainteté. Après avoir tout mis en ordre, le 2 janvier il commença la retraite de nos confrères coadjuteurs. » C'était le premier vendredi du mois, jour consacré au Sacré-Cœur. La maladie fit alors sentir ses premières atteintes. Il lutta contre elle tout le jour ; mais la fièvre était violente, une vive douleur se déclarait au côté droit, c'était la pleurésie : il fallut s'aliter. Du reste, rien d'alarmant ; nul, autour du Père Ruellan, ne songeait à une mort prochaine. Lui ne se fit point illusion. Le soir du lundi 5 janvier, il prit ses mesures pour la nomination, après sa mort, d'un vice-supérieur général, et confia l'exécution de ses derniers ordres au Père Canestrelli. Celui-ci se prit à sourire : le péril semblait si peu réel. C'était l'avis du médecin, on le répéta au malade : « Le docteur ne voit aucun danger, mon Père. » — « J'aimerais mieux qu'il y en eût, » reprit le Père Ruellan. Au docteur lui-même il disait : « J'espère une autre vie bien meilleure que celle-ci. » Et comme on lui parlait des prières pour sa guérison : « Vous pouvez prier pour cela, répondit-il, mais moi je ne le ferai pas. » — « Mais, mon Père, nous avons besoin de vous, c'est pour la gloire de DIEU. » — « On se le figure ; on se passera bien facilement de moi ; mais si c'est pour la gloire du bon DIEU, comme il voudra. »

Le lundi, la fièvre avait diminué ; dans la nuit de l'Épiphanie, il reçut la sainte Communion. La veille au soir, un Père lui disait : « Priez la Sainte Vierge afin que vous puissiez reposer.» — « Sainte Vierge, dit le Père Ruellan, faites-moi reposer si DIEU le veut, afin que je reçoive cette nuit votre Fils dans un cœur parfait. » Quelques heures plus tard, le même Père lui ayant présenté le crucifix, il étendit ses bras en croix, et dit : « Mon DIEU, me voici devant vous ; je m'offre à vous, Sainte Vierge ; je suis à vous, mon DIEU, me voici devant vous. » Et il referma les bras. Et le lendemain : « Quel bien la Communion m'a fait ! disait-il, que le bon DIEU est bon ! »

Plein de reconnaissance pour les soins qu'on lui prodiguait, il en était également confus : « Ces pauvres Pères, comme je les charge ! » Et lui qui ne savait pas se plaindre, il s'accusait de mille

défauts imaginaires : « Que je suis exigeant !
— Comme je suis scandaleux ! — Je n'ai pas de
patience. »

Le 7 au matin, la fièvre redoubla. Le Père
Canestrelli, inquiet pour la première fois, et
résolu de conserver à tout prix, si DIEU le voulait bien, celui qui était alors l'espérance de la
mission, manda aussitôt le médecin de *Spokane-
Falls*, malgré la distance et l'état des chemins,
dût-il en coûter, écrivait-il, plusieurs centaines de
dollars. Ce jour-là, il y eut un peu de délire.
Cependant le Père Ruellan était très calme ; il
reposait doucement. Son délire, comme ses rêves,
le ramenait aux sollicitudes de l'apostolat, ou
bien à des pensées d'obéissance, ou bien encore
à ces sentiments d'humilité dont rien ne le pouvait distraire : « J'étais venu pour la sanctification
de mes frères, murmurait-il, mais je ne suis pas
assez bon ! »

On était encore loin de prévoir un dénouement
prochainement fatal. Le malade était si paisible ! Tout à coup, vers le milieu du jour, sans
secousse, sans agitation, il se trouve plus mal.
Son regard devient fixe. Il peut encore comprendre, mais il ne parle plus. Un petit râle
commence. Le Père Canestrelli accourt, admi-
nistre en hâte les derniers sacrements, donne
l'absolution *in articulo mortis :* quelques secondes
après, le Père Ruellan rendait son âme à DIEU.
C'était le mercredi 7 janvier, à une heure et demie
de l'après-midi.

« Oh ! si vous aviez assisté à ce coup de foudre ! écrit le Père de Rougé. Quelques minutes
auparavant, qui s'attendait dans la maison à cet
événement ? Le coup était pour tous presque
aussi fort que celui d'une mort subite. » Ah !
cette mort n'était pas subite pour le Père Louis.
Il l'avait tant désirée , il l'avait tant appelée !
Et elle était accourue, douce, calme, souriante,
comme une amie, comme une envoyée de DIEU,
qui vient ouvrir le Ciel.

La lettre suivante du Père de Rougé complé-
tera ce récit :

« A sa mort, nous avons tous pleuré un père.
Réunis autour de son lit, ne pouvant croire à une
fin si rapide, il nous laissa tous, aux premiers
instants, comme perdus, anéantis... Mais aussitôt
les sentiments changèrent comme par une inspi-
ration surnaturelle : cette idée qu'il s'était offert
en sacrifice pour la mission, (il était tombé malade
le premier vendredi du mois,) cette conviction que
tous avaient de sa sainteté, cette influence qui
s'exerçait sans que l'on pût presque s'en rendre
compte, firent que tous d'un commun accord se
réjouirent, pour lui, de son bonheur au Ciel, et,
pour nous, d'y avoir un nouvel intercesseur. Il a
plus prêché par sa mort que par des mois d'apostolat, et, après sa mort, chacun de nous a entendu
sa voix au fond du cœur. C'est comme un courage nouveau dans la vie du missionnaire, c'est
une force pour marcher dans la voie si parfaite
qu'il suivait, et que chacun voudrait pouvoir par-

courir. Et, pourtant, comment cela s'est-il fait ?
Ici, à Colville, on le connaissait à peine, il était
un homme nouveau pour tous ; il n'avait pas
encore eu le temps d'agir, il n'avait point exercé
de ministère dans cette maison ; c'est, comme dit
le Père Canestrelli, que, quand DIEU veut manifester ses saints, il sait comment le faire et voilà
tout. Pères, frères et Indiens ont confondu leurs
larmes, comme une seule famille. Parle-t-on de
lui : on le compare à notre Bienheureux Berchmans pour son exactitude dans l'observation des
règles ; et un frère écrit naïvement : « Il battait
par sa sainteté tous les religieux que j'ai connus ;
il eût converti même des pierres s'il eût vécu. »

Depuis sa mort jusqu'à son enterrement, les
Indiens ont offert pour lui plus de deux cent-
soixante communions. Un Indien, venant se confesser dans ces circonstances, apporta un seu
péché : « J'ai fait un grand péché, dit-il, j'ai pleuré
la robe noire, et c'était un saint ! » En apprenant
la nouvelle de la mort d'un des Pères, des Indiens
partirent aussitôt, voyageant jour et nuit, pour
venir faire la sainte Communion. Dans une famille
où tous étaient malades, on désigna le moins
malade, qui vint prier pour le Père.

» Le dimanche matin, 11 janvier, à dix heures,
eut lieu la levée du corps à notre maison. Le
Père, revêtu de ses vêtements sacerdotaux dans
la bière ouverte, était porté par les frères aidés
de quelques Indiens ; les garçons de notre école,
avec leurs cierges, entouraient le convoi. Dans

l'église, l'autel et le sanctuaire étaient tendus de
noir. La grand'messe, avec diacre et sous-diacre,
fut chantée par le R. P. Canestrelli. Le corps fut
ensuite déposé dans un caveau doublé de planches, dans le sanctuaire, du côté de l'Évangile,
près du tombeau d'un Père qui déjà reposait à
cette place depuis plusieurs années. »

Le père Canestrelli écrivait de son côté :

« Je ne connaissais le Père Ruellan que par
les lettres qu'il m'a plusieurs fois envoyées, et
par ce que j'avais entendu dire de lui. Je n'ai
eu la consolation d'être avec lui que peu de
jours ; il est mort ici entre mes mains, on peut
dire, à peine arrivé. Et cependant, je suis convaincu dans l'intime du cœur, d'une conviction
qui vient d'en haut, que le Père Ruellan était
vraiment saint. Il est mort au commencement de
son apostolat dans cette mission ; mais adorons
les conseils du bon DIEU. On dirait qu'on a fait
une perte irréparable ; pour moi, je pense bien
autrement. Quand mourut Notre-Seigneur, au
point de vue humain, son œuvre paraissait perdue ; tout était gagné, au contraire, et c'est
précisément par sa mort qu'il gagna tout. Je
pense qu'il en sera de même du Père Ruellan, et
qu'il gagnera tout par sa mort. Je suis le premier
gagné. Oh ! quel changement dans mon âme
depuis la mort de ce bienheureux Père ! »

A *Spokane* aussi le deuil fut profond. Le Père
Joset écrivit de cette ville :

« Ici la nouvelle a causé une très grande sen-

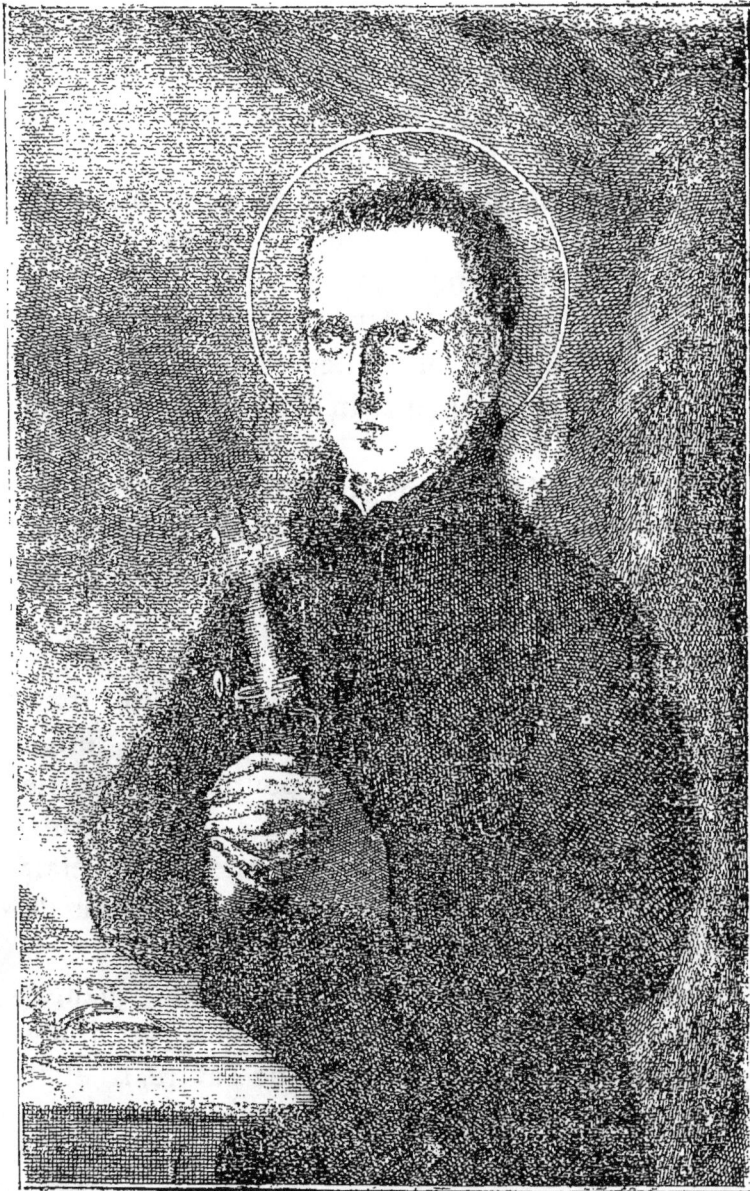

Saint Jean BERCHMANS,

sation : le Père Ruellan s'était fait aimer de tous. Les meilleurs médecins eussent été prêts à voler à son secours ; mais la nouvelle de la maladie, qui n'a duré que cinq jours, est arrivée en même temps que celle de la mort.

» Quel coup pour nos pauvres missions ! Mais DIEU ne meurt pas ; lui seul est nécessaire ; c'est de son propre ouvrage qu'il s'agit.

» Qu'adviendra-t-il ? DIEU le sait, et cela suffit ; il est tout-puissant, et le cher Père Ruellan nous aidera plus efficacement du Ciel qu'il n'eût pu le faire ici-bas. »

Cette pensée était aussi celle du R. P. Cataldo, supérieur de la mission ; nous transcrivons, pour terminer, son témoignage ; il n'en peut être de meilleur.

« J'allais écrire, dit le Révérend Père, à propos de la grande perte que nous avons faite, mais quand ma plume était déjà sur le papier, je me suis dit : Non ! *modicæ fidei !* pourquoi pleurer le bonheur éternel du Père Ruellan ? — Oui, certes, il est au Ciel, et il y est notre protecteur. C'était un héros parmi les héros. Je l'ai connu peu de temps ; cependant, je l'ai connu intimement. Son humilité s'efforçait de cacher toutes ses qualités naturelles et surnaturelles, mais, d'une part, il n'y pouvait réussir avec moi, et, de l'autre, il était obligé de se faire connaître à ses supérieurs. De plus, chaque fois que je revenais à *Spokane-Falls,* j'entendais tout le monde faire son éloge; et alors, la position où il était , de même que son succès, suffisait pour me faire juger l'homme. Oh ! s'il avait pu nous rester dix ans ! — Et de nouveau je me plains ! Non, il nous sera plus utile au Ciel qu'il n'eût pu l'être ici-bas. »

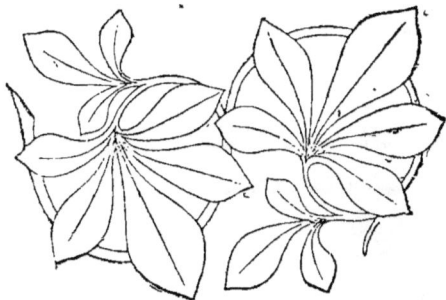

LETTRES du P. RUELLAN

Voyage de Baltimore à Spokane-Falls. — La Semaine sainte à la mission indienne de Spokane.

Frontière du Dakota, 1er avril 1884.

Mon Révérend Père,

P.C.

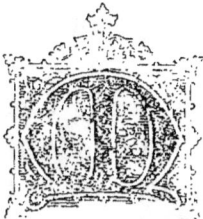

Algré la difficulté d'écrire en chemin de fer, j'essaie de m'y mettre. Vous reconnaîtrez les stations à l'écriture.

A Saint-Paul, l'hospitalité de Mgr Grace et de son coadjuteur, Mgr Ireland, l'un des évêques *leaders* en Amérique, a été charmante jusqu'au bout. Mgr Ireland est venu lui-même me procurer mon *half fare ticket* (billet de demi-place) et faire enregistrer pour rien mon excédent de bagages. Je les ai quittés l'un et l'autre hier au soir ; je me suis embarqué et, la nuit venue, j'ai dormi. Depuis mon réveil, ce sont des plaines, puis des plaines, impitoyablement des plaines à perte de vue. Pendant que nous étions encore en Minnesota, il y avait des bouquets d'arbres, quelques collines et des forêts de petits chênes rabougris. Depuis 5 ou 6 heures que nous sommes en Dakota, pas un arbre, ni un végétal quelconque, mais partout neiges ou flaques d'eau à demi-glacée, alternant avec des herbes courtes, brûlées

par le froid. C'est d'un monotone, d'un triste qui
procurerait à un mortel bien autrement saint que
moi de vraies étreintes d'ennui. Éparses dans cet
immense désert, surgissent de loin en loin des
fermes, et, par ci par là, au bord des fleuves, de
petites villes qui ont un an, deux ans, cinq ans
d'existence. Tout absolument est en bois en dehors
des petites villes. Il paraît que, dans un mois, tout
cela sera vert, et vivant, et splendide ; que dans
deux ou trois ans les petites villes qui poussent
seront grandes ! En vérité, je le crois, à voir les
vraies populations qu'emporte mon train ! C'est
la même chose tous les jours à partir de cette
époque-ci. Nous avons traversé le Mississipi, la
Rivière Rouge du nord, le *James River*, et nous
courons sur le Missouri. Dans le moment, ces
fleuves circulent ici sans beaucoup s'occuper de
leurs rives, qui sont plutôt des principes que des
réalités. Dans chaque petite ville, il y a une, deux
ou trois églises, fréquemment, mais pas toujours,
hélas! une catholique. Ces immenses prairies sont
un coin des fameuses pampas du *Far West*, avec
leurs herbes hautes en été, leurs sauvages et leurs
troupeaux de buffles, de loups, de chevaux
libres, etc. J'ouvre les yeux démesurément grands
pour voir au moins un buffle, un sauvage ! Rien,
sinon quelques chevaux apprivoisés qu'on laisse
courir en liberté quand on n'en a pas besoin.

Bismark, mercredi 2.

C'est bien le nom d'une espèce de future ville,

presque toute en bois, avec d'immensément larges
rues en partie couvertes de gazon, et un superbe
hôtel de chemin de fer où nous venons de passer
une nuit et un jour, croyant à tout moment que
le train allait partir enfin. Les jours précédents
on avait fait traverser en bateau la vallée du
Missouri débordé. Aujourd'hui il n'est plus
possible de se servir des bateaux, qui se sont
échoués ; les rails, sur une étendue de deux milles,
ont été emportés par d'énormes glaçons, et le
terrain est encore tellement détrempé, tellement
coupé de flaques d'eau, qu'on se demande s'il
sera possible de rétablir la voie. Enfin, à 6 heures
et demie du soir on part.

En route, jeudi 3.

J'ai dit la messe hier matin dans une pauvre
petite église de bois, et couché la nuit précédente
dans un petit presbytère de bois aussi, et dans la
même chambre que le missionnaire, un excellent
Bénédictin qui m'a fort bien reçu. Il a cinq Sœurs
bénédictines pour ses écoles, dans un petit monastère de bois toujours. Sa paroisse comprend
un territoire illimité. A 100 ou 200 milles dans le
sud, deux Pères de son Ordre ont une mission
indienne. Il a beaucoup plaisanté la liberté religieuse en Amérique et l'enthousiasme de ceux
qui voient tout en beau pour la religion. Le
nombre des conversions, selon lui, n'est pas
comparable au nombre des apostasies ; et quant
à l'émigration de l'Europe, elle ne lui semble pas

beaucoup plus avantageuse au catholicisme qu'aux sectes. Ce qui gagne incontestablement selon lui, c'est la plus complète irréligion. Quant à la population qui s'agglomère dans l'Ouest, il croit qu'un très grand nombre d'émigrants sont désappointés,et,cherchant uniquement la richesse, sans s'occuper ni de religion ni de quoi que ce soit,ne trouvent même pas la richesse.Le Montana, me dit-il, le moins attrayant de tous les territoires, est plein de catholiques épars sur d'immenses déserts parmi-les Indiens, sans aucune espèce de secours religieux, etc.

Nous en étions au Missouri. Son immense vallée peut bien avoir ici 3 ou 4 lieues de large. Elle est bordée de chaque côté par d'assez hautes falaises de terre sablonneuse absolument nues. Le fleuve occupe régulièrement une demi-lieue de large à peu près ; mais il avait tout pris ces derniers temps. Nous l'avons traversé sur un magnifique pont de fer. Le soleil, en se couchant devant nous sur les collines, inondait l'immense nappe d'eau de sa lumière, et le ciel entièrement pur s'y reflétait. La vaste vallée déserte, pleine de buissons et d'arbres, qui, de cette hauteur et dans cette immensité, semblaient des nains ; les blocs de glace étrangement entassés ; les nappes d'eau çà et là ; la belle paix d'un soir splendide au désert, un nouveau monde !!! La poésie commençait, et la prière venait d'elle-même du cœur aux lèvres, d'autant plus que le passage était vraiment dangereux. Sur quoi j'ai fait mes prières,

et me suis endormi à Mandane sur l'autre rive.
Au réveil, nous étions dans une jolie vallée. Bientôt
nous stoppons dans un petit village de 4 ou 5 maisons en bois. Dans la place publique et les rues
toutes de gazon, deux ours se promenaient tout
simplement au petit jour. A quelque distance, il
y avait des tentes sur le bord de la rivière, et des
chevaux en liberté paissaient autour. C'était bien
un village indien, mais pas un Indien ne s'est
montré.

Spokane-Mission. Dimanche des Rameaux.

Pendant toute la journée de jeudi nous avons
suivi la grande vallée de la *Yellow-Stone*. Des
deux côtés, petites collines de terre, ou plutôt
d'une espèce de sable de mer. On ne peut s'empêcher de croire, à voir les curieuses formes des
innombrables déchirures du terrain, que toute
cette vallée a été longtemps occupée par une mer
dont ces collines étaient les rivages. J'avais lu
que les tours, tourelles, murs crénelés, donjons,
forteresses, châteaux découpés dans les mamelons, trompent l'œil. C'est vrai, et il faut se dire de
temps en temps : Je suis dans le désert ! Désert
en effet, monotone désert ! Il y a des bois et des
espèces de forêts dans la vallée et sur les bords
du beau fleuve, mais rien absolument que des
broderies fantaisistes sur les collines. L'ennui, un
terrible ennui, est la grande *temptation* dans un
pareil voyage : c'est pire, bien pire que sur la
mer. Vendredi matin nous étions à Helena. J'avais

eu d'abord l'intention de m'y arrêter pour voir
nos Pères et Mgr Brondel, mais mon séjour forcé
à Bismark ne me permettait plus ce repos. Helena pousse comme toutes ces villes neuves, et
menace d'être un jour la grande capitale d'un
grand État. La ville est à 1 ou 2 milles de la gare,
tout au pied d'assez belles montagnes, sur leurs
premières pentes. Notre église, bien convenable,
me dit-on, est au centre et son clocher domine
tout. A partir d'Helena, plus d'ennui, mais de la
poésie à pleins bords. Le *rail-road* fait lentement,
par les cols et les gorges, l'ascension des montagnes et, parvenu presqu'au sommet, les franchit
enfin par un long tunnel. Ce sont de vraies montagnes, pas très élevées, mais très belles, avec
d'innombrables pics, des forêts de sapins qui
revêtent les pentes et les cimes, des torrents, des
rochers, des précipices et des neiges. Quelques
maisons en bois sont éparses sur la ligne du chemin de fer. Naturellement la longue descente par
les vallées splendides se fait beaucoup plus vite
que l'ascension. Au sortir d'une de ces étroites
mais luxuriantes vallées, voilà que nous débou-
chons tout d'un coup dans une vaste et riche
plaine tout encerclée de magnifiques montagnes,
tout inondée de la lumière et de la chaleur du
soleil! C'est peut-être le plus beau site depuis
Saint-Paul. Une ville s'y élève qui, je n'en doute
pas, sera grande et prospère assez prochainement.
Nous y avons une église en bois; elle paraît
propre et presque coquette. Des Sœurs y tiennent

école. Nos Pères viennent chaque semaine y faire
une visite. C'est Missoula. La plaine semble vraiment riche. Là j'ai vu les premiers Indiens un
peu comme il faut. Dans leur puissante chevelure,
une vraie crinière noire, leurs yeux expressifs
exprimaient au repos la fierté, et riaient le plus
doucement du monde quand la conversation s'en-
gageait.

Depuis Missoula, grandes vallées fertiles et
beaux panoramas partout... Sur quoi je m'endors,
pour me réveiller à une demi-heure de *Spokane-
Falls*. Tous mes yeux, c'est-à-dire les deux in-
firmes qu'éclairent mes lunettes, et tout mon
cœur étaient fixés sur la vallée. Une petite ville
neuve, moitié dans les sapins, moitié parmi les
pierres dont le sol est couvert, rit au soleil levant.
J'y vois une église et un clocher presque très
bien ; mais, hélas ! point de croix : c'est un temple
protestant. Je saute à terre et tombe dans les
bras du P. Jacquet, qui était venu à cheval au-
devant de moi et qui m'emmène à travers la
ville, de l'autre côté des chutes de la *Spokane*,
dans des champs nus et déserts, à une maison de
bois entourée de quelques autres constructions
du même genre et de barrières. C'est notre résidence de *Spokane-Falls*, sise au bord d'une petite
baie formée par un coude de la *Spokane* et par
une de ses îles. Nous entrons. Dans l'intérieur on
est un peu abrité contre les curieux, mais point
du tout contre l'air pur et les changements de
température. Presque tous les entre-deux des

planches ne sont que soi-disant bouchés par des
tringles appliquées en dehors. Quatre appartements au rez-de-chaussée, quatre au premier ! !

Au rez-de-chaussée, réfectoire et chambre des
hôtes, cuisine et décharge. Au premier étage, chambre du Père supérieur de la mission, chapelle,
chambre d'un autre Père et réduit du Frère. Impossible d'imaginer la nudité et la pauvreté de la
chapelle. Ça m'a fendu l'âme, et tout ensemble
pénétré d'amour et de reconnaissance pour Notre-
Seigneur. Je pense qu'en vérité la crèche était
moins pauvre ; mais la croix l'était plus encore !
Tout près de la maison, des monceaux de briques
et des bois pour charpentes et planchers annoncent
ce que les habitants appellent le collège, ou même
l'Université de *Spokane ;* les fondations sont faites.
Ce sera au moins une maison ! ! — Nous avons
dit nos messes, déjeuné avec les œufs que nos
poules fournissent au vieux Frère, seul maître et
seigneur de ces lieux jusqu'à la semaine prochaine,
qui m'y verra installé ; puis nous sommes retournés
en ville. Le P. Jacquet m'a présenté aux gros
bonnets, aux dix ou vingt catholiques, et m'a fait
voir la toute petite cabane qui est la cathédrale
catholique. Nous sommes revenus manger les
légumes et les œufs du bon vieux Frère. Tout
cela était surtout assaisonné d'appétit ; mais ce
n'est plus de l'eau claire seulement, c'est du thé
qui fournit le breuvage : on se civilise. A 3 heures
enfin le Père enfourche le bidet connu dans tous
les champs indiens pour être la monture du Révé-

rend Père Cataldo : le cheval de *Caotchine !!!*
J'embarque dans une charrette à quatre roues
traînée par deux bons chevaux et conduite par un
autre bon Frère, comme nous de passage à *Spokane-Falls ;* et nous voilà partis à travers plaines.
Une bonne lieue et demie d'une belle plaine tout
unie avant d'arriver à la forêt de sapins et aux
coteaux où se cache notre campement. Des alouet-
tes, dont le plumage diffère avantageusement de
celui que vous connaissez, saluent notre passage.
Deux gros oiseaux d'un gris jaune, qu'on m'apprend être des espèces de grosses poules des prairies, s'envolent à quelques pas de nous. Nous voilà
dans les sapins, montant et descendant des pentes
raides par des chemins aussi primitifs que possible. Voici 4 ou 5 cabanes de bois nu dont l'une a
son pignon pointu surmonté d'une croix blanche.
Par derrière, dans les sapins, quelques tentes aux
pointes aiguës tout enfumées. C'est la Mission !
Je débarque et suis introduit dans la maison,
faite de madriers et de boue, mais ornée en façade
d'une galerie à deux étages, qui forme les corri-
dors.

Un, deux Indiens m'ont vu. Vite on m'enferme
dans une des trois chambres du rez-de-chaussée.
C'est pour donner au P. Cataldo, qui confesse dans
l'église, le temps d'arriver le premier. Il entre et
m'embrasse. Bon ! voilà toute la tribu, les chefs
en tête ! Le plus important me serre la main tout
d'abord en me disant du fond d'un gosier plus que
celtique : « *Gest-Sgalgalt !* » (le fameux *ch* breton

trois fois en deux mots !), et va s'asseoir gravement sur un billot formidable qui occupe le fond de ma chambre. Voici les autres chefs ; puis les hommes du commun, les vieux d'abord, les jeunes ensuite. Tous sont décorés d'une superbe crinière, quelquefois agrémentée de tresses élégantes pour mieux encadrer un laid mais souriant et expressif visage à grands traits, de couleur tannée, sans barbe, aux beaux yeux perçants. Quelques-uns, les vieux surtout, sont vêtus comme les pauvres parmi les Blancs ; d'autres ont comme par-dessus une couverture de cheval, ou une couverture de lit aux couleurs éclatantes qui les drape fort bien. Tous vont s'asseoir qui sur une caisse, qui sur le poêle, qui par terre autour du chef. Les femmes viennent à leur tour avec les enfants, qu'elles tiennent à la main ou qu'elles portent sur leur dos, fourrés dans leur couverture comme dans un capuchon, ou enfouis dans l'espèce de planche creuse qu'elles pendent tantôt à leur cou, tantôt à la selle de leur cheval. Presque toutes ont sur la tête un mouchoir, et toutes sont drapées dans un châle souvent tout rouge, ou rouge à grands carreaux dessinés par des raies blanches ou noires. Les femmes se retirent après m'avoir serré la main et répété le fameux : « *Gest-Sgalgalt* » d'un gosier plus humain. Après un bon séjour pour ouïr les nouvelles (je n'en avais guère à donner, même par interprète), la tribu s'écoule peu à peu. Et me voilà installé !

Jeudi saint. Ma chambre n'est pas beaucoup

plus haute que moi. Deux fenêtres (4 carreaux chacune) et la porte en fait d'ouvertures. Les murs sont des poutres ou plutôt des sapins entiers horizontalement entassés. De la boue dans tous les entre-deux. Le lit — 4 pieds et une boîte dans le

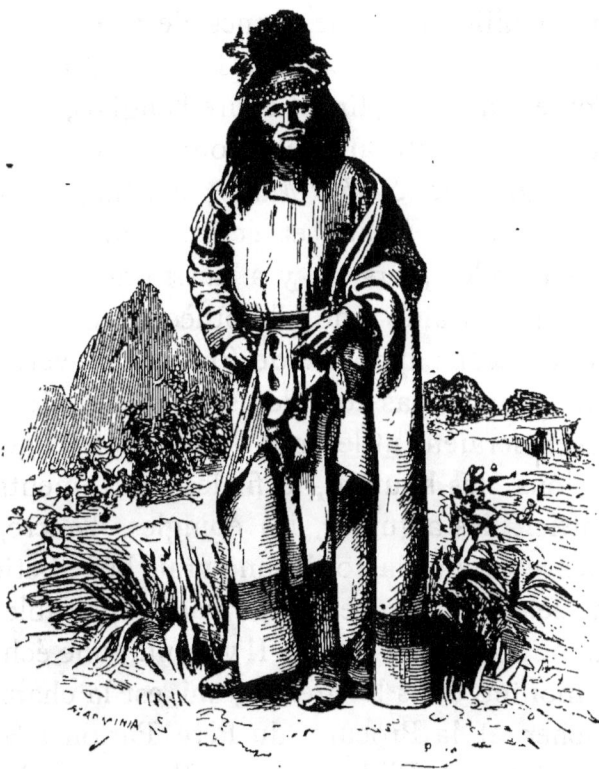

Mission de Saint-Ignace. — CHEF INDIEN.

genre des boîtes à ornements ; — là-dedans une paillasse, un oreiller et deux couvertures doubles gris noir. J'ai dit adieu aux draps de lit. Table de travail et bibliothèque, fabriquée, je pense, par

l'un des habitants de la cellule, ainsi que la chaise !
Mais il y a un bon fourneau et un fauteuil en bois
acheté dans quelque magasin. Je pense que c'est
la chambre de Monseigneur ! Dans la chambre du
P. Cataldo, il y a en outre 6 bancs avec leurs agenouilloirs. Les bancs sont les tables de travail et
les agenouilloirs sont les bancs de 12 ou 15 filles
et de 5 à 6 garçons à qui le P. Robaut enseigne
gravement à parler, lire et écrire l'anglais, à parler
et lire le latin suffisamment pour chanter le *Glo-
ria*, le *Credo*, le *Stabat Mater*, le *Pange lingua*,
etc., etc., enfin à lire et écrire l'indien. Deux
classes tous les jours ! Il y a aussi dans la chambre du P. Cataldo une bibliothèque. C'est celle
que nous avons apportée de France. En vérité, je
ne soupçonnais pas combien seraient appréciés et
combien seraient utiles nos achats de tout genre.
Les clous, les boutons, le fil, les instruments de
menuisier, les aiguilles, les épingles, l'encre, les
plumes, etc., etc., la corde, une vraie bénédiction !
Tout cela me fait penser au sac inépuisable de
Madame Robinson Suisse. Il y a enfin une échelle
pour monter dans le grenier, qui est la chambre
à coucher et la Procure du Père. Parloir ! Salle
de récréation ! Bibliothèque ! Procure ! Classe
pour les Indiens ! Chapelle domestique pour les
Litanies du soir ! La chambre du P. Cataldo est
tout, excepté cuisine et réfectoire. Le P. Robaut
et le P. Jacquet ont chacun leur petit réduit au-
dessus de nous. Un magasin à quelque 30 pas,
une grange avec 6 chevaux de labour ; à 100 pas,

l'habitation des poules et une étable à vaches,
complètent l'établissement, qui est aussi pourvu
d'un puits plein d'eau bourbeuse, dont nous nous
lavons et ne buvons pas, grâce au thé. Chacun se
réduit à salir le moins de linge possible, par la raison qu'il devra le laver lui-même. Cependant on
envoie aux Sœurs à Colville les linges d'autel un
peu fins, et le Frère lave les autres. L'église avec
ses sculptures plus que grossières sur la façade
et sur la porte du tabernacle, est l'œuvre d'un
Frère coadjuteur plein d'idées et de bonne volonté.
Il est bien suffisamment architecte et point du
tout sculpteur. En revanche, un autre est peintre ;
un grand tableau de saint Michel terrassant sur
les rocs et les feux de l'enfer une espèce d'ef-
frayant crocodile, est son œuvre. C'est vraiment
tout à fait acceptable partout. Il y a des champs.
En deux jours deux de nos Frères coadjuteurs
ont promené la charrue et la herse sur 26 acres
de terrain qu'ils vont ensemencer de blé et d'orge,
sans compter que nos légumes leur sont dus. Les
Indiens les aident parfois : ils sont alors payés.
Quelques-uns d'entre les Indiens ont des fermes
dans les environs ; c'est le petit nombre. Nos sauvages sont d'ailleurs peu nombreux ici : 200 peut-
être, y compris femmes et enfants. Mais dans nos
principaux centres : Colville, Cœurs d'Alène et
Saint-Ignace, beaucoup d'Indiens ont des fermes
et sont très bien installés. Ils y sont nombreux ;
la *Réserve* y est vaste, et des groupes nouveaux se
forment autour d'eux. Des Sœurs sont en exer-

cice à Missoula près de Saint-Ignace : il y en a
chez les Cœurs d'Alène et à Colville. Nos Pères
y enseignent, ainsi qu'à Saint-Ignace. Dans ces
trois centres-là surtout notre œuvre semble faite,
en très grande partie du moins ; il ne s'agit plus
que d'entretenir le bien, c'est-à-dire la religion et
la civilisation qui sont réalisées. En vérité c'est au
moins aussi bien que dans les anciennes réductions
du Paraguay. C'est merveilleux ! Dans beaucoup
d'autres centres l'œuvre est plus ou moins avancée.

Ici elle est bien commencée, je suis ravi des
résultats obtenus. Si vous voyiez notre Semaine
sainte ! Le dimanche des Rameaux on m'a fait
pontifier. Diacre et sous-diacre, s'il vous plaît,
bien que nous n'ayons pas de dalmatiques ! La
procession a fait un grand tour devant l'église.
Rien de plus pittoresque et de plus pieux. Trois
vieux chefs à longue chevelure grise ouvraient
la marche, portant alternativement, non pas élevée en l'air, mais pressée contre leur cœur, la
grande croix de bois noir. Après eux, sur deux
rangs, les petites filles et les femmes enfermées
dans leurs châles et leurs mouchoirs étincelants ;
puis les enfants et les hommes, sur deux rangs
aussi, enfermés de la même façon dans leurs couvertures et leurs crinières ; puis une autre longue
croix noire portée par le sous-diacre ; puis le
diacre et moi.

Cachés dans la petite vallée et les hauts sapins
clairsemés, dans la belle lumière d'un ciel splendide, aux chants des cantiques sauvages, avec nos

palmes et nos cœurs en haut, quel spectacle pour
DIEU et les anges que celui de cette tribu
indienne et de ces quelques missionnaires louant
DIEU de toute leur âme au sein de leur heureuse
misère, et faisant eux aussi un triomphe au Fils
de David : *Hosannah ! Hosannah !* J'ai senti plus
d'une fois les larmes, mais des larmes d'admiration, de reconnaissance et d'amour, me monter
aux yeux. Ç'a été bien autre chose quand j'ai
distribué la sainte Communion à la tribu presque
entière. Quel profond respect dans l'attitude et la
grave démarche de ces mâles enfants du désert
domptés par DIEU ! Quelle dévotion vraie, tendre
même, et quelle foi de la part des filles et des
femmes ! Je ne sais combien de fois j'ai répété du
fond de mon cœur : « Mon DIEU ! je n'ai jamais
été aussi heureux ! »

Lundi, mardi, mercredi, trois fois par jour, la
tribu, réveillée le matin, et, dans la journée, con-
voquée aux exercices au son de la cloche, s'as-
semblait dans la petite église. Messe, catéchisme,
cantiques, chapelet, sermons : il n'y a pas de communauté religieuse où les exercices de piété se
fassent plus régulièrement, plus respectueusement
et plus dévotement. Le catéchisme et les prières
sont récités par tout le peuple à la fois. Les
timbres de voix feraient envie à bien des virtuoses.
Chaque personne donne une note différente,
mais toujours parfaitement d'accord : chaque syl-
labe est distincte, et les mots sont séparés par
un intervalle ; les phrases ne le sont pas; on dirait

que le tout n'est qu'une phrase. C'est, à s'y mé-
prendre, l'effet produit par un orgue dont on
continuerait, pendant dix minutes à un quart
d'heure, de frapper presque toutes les notes à la
fois. C'est un peu monotone, mais doux et harmonieux. Les petits enfants crient sur le dos des
mères ou dans leurs bras, mais eux aussi crient presque d'accord, excepté quand ils crient seuls, ce qui
est très fréquent pendant les sermons de l'impertur-
bable P. Cataldo. Nos récréations communes, fort
régulières, comme tous les exercices de la vie
religieuse, les seuls qui ne soient jamais troublés
par les importunités des Indiens, ont été presque
toujours favorisées de la visite de quelques personnages importants. Le dimanche, ils se sont
succédé sans interruption jusqu'à 4 à 5 heures,
il y en avait cinq ou six à la fois. Dans certains
pays, les hommes passent l'après-midi des dimanches à deviser dans les auberges de choses
peu intéressantes. Les Indiens font cela dans la
chambre du Père : ils racontent leurs nouvelles,
comme ils disent, prenant, durant les longs, lents
et graves récits, toutes les postures imaginables,
se passant le calumet, dont chacun ne fume
jamais que quatre ou cinq bouffées avant de le
passer au suivant (les Pères sont exempts), cra-
chant ou se mouchant sans scrupule à la façon
d'Adam sur le plancher et presque les uns sur
les autres. Le lundi, un vieux est venu nous faire
les récits qu'il n'avait pu placer la veille. Le
P. Cataldo entendait la chose pour la trentième

fois peut-être, sans sourciller, et avec des airs
d'admiration qui me faisaient admirer à moi aussi
sa patience héroïque. Il m'a traduit, séance tenante, une bonne partie de la première partie

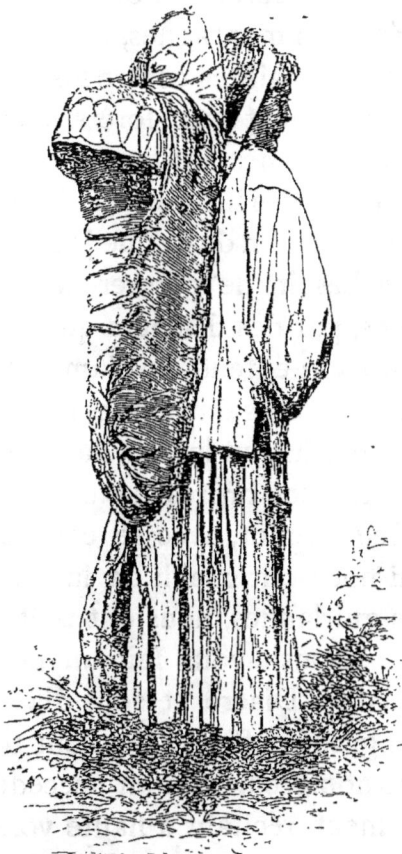

Mission de saint Ignace.
INDIENNE PORTANT SON ENFANT.

entre les nombreuses parties de l'incommensu-
rable histoire. En vérité, c'est tout à fait, mais tout
à fait comme ce qu'il y a de mieux dans les livres,

au sujet du langage imagé des Indiens ; des des-
criptions saisissantes de vérité et de piquant, avec
une gesticulation aussi expressive que sans façon
et sans art ; des discours sentencieux procédant
par figures et comparaisons originales mais frap-
pantes, tirées des montagnes, de la neige, du soleil, etc., etc. Les plaintes contre les *Soapis* (Américains), qui prennent leurs forêts, leurs prairies et
la terre où ils sont nés, les louanges de tel ou tel
de leurs ancêtres, des histoires de leur propre vie,
sont le fonds commun de ce que je leur ai entendu
raconter. Le besoin de pérorer se traduit, pendant nos fêtes, par des discours que font les chefs
dans le camp. On entend les clameurs en basson
du vieux Pierre, un saint bonhomme à l'aspect
vénérable, retentir tout le jour dans la vallée pour
redire à la tribu les ordres de *Caotchine* (P. Cataldo). Le Jeudi-Saint, avec le concours des Indiennes qui nous ont cueilli de la verdure, nous
ont fait des guirlandes, nous ont prêté leurs plus
beaux châles, nous avons fait un petit reposoir
bien convenable. Diacre et sous-diacre toujours
pendant les grands offices ! Pendant tout le jour,
des groupes nombreux se sont succédé devant le
Saint-Sacrement, récitant à haute voix le chapelet et chantant des cantiques. Le soir, sermon et
Stabat. Hier, office du matin comme dans les
grandes églises ; après quoi nous avons ôté le
reposoir, puis voilé le maître-autel d'une grande
tenture où il y a du violet. Une grande croix de
bois noir, contre laquelle on a appliqué un peu

plus tard le CHRIST chinois du P. Vasseur, monté
en bannière, était l'objet du culte. Devant elle,
après le Chemin de la Croix, le P. Cataldo, dont
les poumons sont de fer décidément, a prêché
les trois heures d'agonie. Le soir, après souper,
grande procession devant l'église, à la lumière de
quatre grands feux allumés sur la place et de
quatre torches de bois résineux que quatre chefs
portaient aux flancs de la procession. La journée
avait été pluvieuse; la nuit était fraîche et sombre;
quelques étoiles pourtant perçaient çà et là. On
chantait : *Stabat Mater*... et les échos répétaient
dans le silence du soir et du désert les plaintes
déchirantes. Trois fois la procession a fait halte ;
le P. Jacquet, puis le P. Cataldo ont parlé à la
tribu immobile des douleurs du Sauveur. Dans
l'église, au retour, l'image de la Mère de Douleur a été exposée, et c'est sur un discours au
sujet de ses larmes que la touchante cérémonie
s'est terminée et que tous se sont retirés, les
hommes d'abord, les femmes cinq minutes plus
tard, dans le plus parfait silence. Jamais rien n'a
parlé à mon cœur comme cette nuit-là. Mon
DIEU, que vous êtes bon ! Et comme vous devez
être content de ces pauvres sauvages et de ces
missionnaires aussi pauvres qu'eux, qui vous les
ont donnés !

Ce matin, après les offices, une jeune fille est
morte. Le P. Cataldo, courant en toute hâte à sa
tente, m'a dit de prendre le Saint-Sacrement et
de le suivre. J'ai pris surplis, étole, voile, et suis

entré en me baissant beaucoup. — Quel motif
pour un. peintre ! Mais quel spectacle pour un
prêtre ! Tout autour de la tente, à l'extérieur, des
femmes accroupies priaient. A l'intérieur, la famille entière assise en rond ; au milieu, les bûches
embrasées et la cendre. Dans le cercle de famille, le père accroupi, et, suivant la coutume
indienne au dernier moment, dans ses bras, sur
son cœur, sa pauvre fille pâle et râlant, mais avec
toute sa connaissance et avec ce sérieux calme,
résigné, plein de souffrance et d'attente, qu'il est
bien juste de nommer la majesté de la mort chrétienne. Le P. Cataldo était à ses pieds préparant
les saintes huiles. A mon entrée, on a étendu par
terre une couverture sur laquelle j'ai mis le ciboire.
Accroupi moi-même, j'ai récité les prières. La
pauvre mourante s'est tournée d'elle-même vers
moi, et quand j'ai pris la sainte Hostie, elle a
fait avec effort son signe de croix. Quelle foi !
Quelle résignation dans son regard ! C'était magnifique !! Le bon vieux Monseigneur Miège,
que j'ai vu à Woodstock en quittant l'Est, m'a
dit : « Vous n'aurez que des consolations. » Au
moins pour le commencement, c'est bien vrai !
Et les plus profondes, les meilleures consolations
peut-être que j'aie jamais ressenties.

Dimanche de Pâques. Le P. Jacquet et le P.
Robaut sont partis hier pour dire la messe dans
de petits centres. Les grandes images du P. Vasseur, encadrées dans des branches de sapin, déco-
rent la chapelle. Le Père a confessé hier pendant

toute la journée. Ce matin, grand'messe et Communion générale. Les robes, les châles, les couvertures resplendissent. Un grand Kalispel, drapé dans un magnifique manteau rouge, la face encadrée de longues tresses de cheveux noirs comme le jais, tient devant moi son jeune fils vêtu de blanc, et la poitrine littéralement couverte par les festons d'un superbe collier de verre bleu de ciel. 250 personnes, en comptant une trentaine d'enfants et un groupe d'Indiens protestants qui campent tout près de Spokane-Falls ! 132 viennent communier dans l'ordre le plus parfait avec leur contenance magnifiquement respectueuse ! Une cinquantaine ont fait leur Communion pascale le Jeudi-Saint. C'est plus de communions qu'il n'y en aura dans la cathédrale de Monseigneur Brondel, à Héléna, parmi les Blancs. Il y a bien lieu de croire que c'est incomparablement plus pieux !

Il faudra que je vous parle quelque jour un peu plus au long du bien qu'a fait et fait encore la mission des Montagnes Rocheuses, sans argent et avec si peu de missionnaires, dans un territoire grand comme la Russie peut-être, où les Indiens et les Blancs sont épars. J'ai déjà vu et entendu dire de si belles choses, que je crois nos Pères trop humbles et trop réservés dans le récit de leurs succès. Étant donnée leur misère au point de vue pécuniaire et vu leur trop petit nombre, il me semble, à première vue du moins, qu'ils ont fait le bien sur une grande échelle, mais que surtout ils l'ont fait extrêmement solide et profond. Ce ne sont pas des chrétiens ordinaires qu'ils ont formés, ce sont des chrétiens de premier ordre ; et les pires sauvages, les Cœurs d'Alène, font maintenant penser sérieusement à la primitive Église. Des missionnaires et des aumônes ! ! ! Il y a de l'ouvrage et beaucoup d'ouvrage pour trente, quarante Pères ou Frères de plus, maintenant surtout qu'il nous faut faire pour les Blancs au moins ce qu'il y a de plus pressé sous peine de les voir perdre entièrement le peu de foi qui leur reste, et devenir pour nos Indiens une peste. Quant à l'avenir de nos Indiens, naturellement je ne suis pas suffisamment au courant des choses pour me permettre aucune conjecture, mais il me paraît dès maintenant clair que partout où ils sont civilisés, christianisés et établis comme à Colville, Saint-Ignace et Cœurs d'Alène, il n'y a aucune raison pour qu'ils disparaissent ; ce qui disparaîtra, ce sera uniquement l'état sauvage où ils vivaient. Or, c'est à ce résultat que l'on tend partout, et rien ne prouve qu'on n'y parviendra pas à l'avenir si les hommes et l'argent viennent. Espérons.

Le Frère John. Débuts apostoliques à Spokane. Excursion à la mission Saint-Ignace.

Spokane-Falls, 13 mai 1884.

DANS le récit de nos fêtes de Pâques, j'avais oublié les pittoresques arrivées au camp d'une foule de Kalispels qui s'en venaient chercher

à Spokane ce qu'ils n'ont pas chez eux, un prêtre
pour se confesser, et le bon DIEU pour leur donner
du cœur. Trois, quatre, cinq bidets portant, l'un,
deux ou trois enfants dans leurs haillons éclatants ; l'autre, une ou deux femmes avec leur fusil
en travers, avec un tas de paquets tout autour
et le plus souvent le poupon sur le dos ; un troisième, le maître ; un autre, les paquets, tentes,
marmites, provisions, etc...! Et puis la tente est
placée, c'est l'affaire d'une heure ou deux ; voilà
les femmes et les enfants qui vont chercher du
bois et de l'eau. Le feu pétille, la chaudière bout
et un nouveau camp s'ajoute au camp primitif. —
Un petit cas de conscience ! « Père, puis-je aller
communier ? je pense avoir rompu mon jeûne. —
Comment? — J'ai écrasé un pou entre mes dents.»
— Fréquent ! — Ce soir nous avons deux heures
devant nous. Allons voir les camps de la mission.
Nous voilà remontant la petite vallée par un sentier *indien ;* dans les fougères, à travers les sapins
ou leurs troncs brisés,puis montant par une échan-
crure aux flancs du coteau opposé, arrivant enfin
au point culminant d'un plateau que deux Frères
labourent activement. Magnifique ! Au nord et à
l'est, par delà l'immense plaine et les collines que
revêt la forêt sans bornes, une ceinture de montagnes aux mille pics couverts de neige. A l'ouest,
une vallée large et profonde que la forêt recouvre
aussi, laissant à nu quelques roches gigantesques
qui pendent sur le torrent. Au sud, la plaine sans
fin et, presque au bout de la plaine, Spokane ;

par derrière, la forêt, toujours la forêt. C'est vraiment beau et les champs sont bons. Mais, au lieu de deux, c'est cinq ou six Frères qu'il faudrait. Permettez-moi de vous présenter l'un de ces deux Frères, celui que nous appelons « Brother John ». Je lui laisse le soin de commencer lui-même sa curieuse histoire.

« J'ai cherché de l'or pendant bien des années,
» partout où l'on m'a dit qu'il y avait de l'or. J'ai
» vécu absolument seul dans les forêts, dans les
» gorges sauvages, sur les pics, passant des
» années sans voir un prêtre ou une église, des
» mois sans voir une âme. En revanche, un ours
» est venu un jour me flairer dans ma cabane,
» sous ma peau de buffle, laquelle ne m'em-
» pêchait pas de me sentir froid en ce moment.
» J'avais fini par être riche et j'avais bâti une
» maison, ensemencé des champs. Nous vivions
» là, un autre homme et moi, riches, mais pas
» heureux. Mon compagnon était un grand lettré ;
» il parlait sur tout et parlait comme un ange ;
» je pense que c'était un prêtre. Je lui dis un jour :
» Je ne suis pas heureux ! je pense quelquefois à
» me *mettre* religieux. — C'est, me dit-il, tout ce
» que vous pouvez faire de mieux. Et il me parla
» des Jésuites, que je ne connaissais pas du tout.
» — Je lui dis : Mais, et vous ? — Moi, me dit-il,
» j'ai été dans le collège des Jésuites à George-
» town ; mais j'ai perdu la foi. — Et je pris ma
» course, continue Brother John, et je vins trouver
» les Jésuites à Héléna. Et je fus reçus, et je ven-

» dis ma ferme et mes biens, et, depuis que je n'ai
» plus rien, j'ai été toujours heureux ! » Et Brother John s'attendrissait en finissant son histoire ;
et, de ses vieux yeux qui ne voient presque plus,
deux gros pleurs coulaient sur ses vieilles pommettes ridées et sans couleur. Brother John naquit
en Irlande, où toute sa nombreuse parenté vit
encore. Quelques-uns de ses camarades d'école
l'engagèrent un jour à s'embarquer avec eux pour
venir faire fortune en Amérique. Il y est depuis
lors. — Son âge ? C'est environ soixante-quatorze
ans ; mais il n'en est pas bien sûr. Le nombre de
ses frères et sœurs, c'est entre cinq et dix ; quant
aux neveux et nièces, il ne les compte plus ; c'est
comme ses dents. Brother John est grand, ou
plutôt maigre, très droit encore. Je ne saurais
dire s'il est laid ou beau, ni s'il a jamais été l'un
ou l'autre. Il soigne les poules avec grand amour ;
les petits poulets et les petits enfants sont, je
crois, un peu sa passion. L'autre jour, pour faire
un exemple, il a jeté à la rivière une poule insu-
bordonnée ; et ayant appris qu'à la Mission le
Frère avait eu la magnifique idée de faire manger
aux Pères un de ses vieux coqs, par la raison que
de jeunes coqs étaient en formation dans la basse-
cour, Brother John a immédiatement trouvé tout
seul que le même raisonnement était applicable
ici, et a demandé la permission de nous régaler
d'un des deux vieux coqs. Brother John nous fait
donc la cuisine, un peu comme il se la faisait à
lui-même dans les bois , sauf qu'il ne nous donne

pas de viande d'ours, de chamois ou d'élan. Il a
des attentions charmantes et des chatteries de
son invention. Le dimanche, quand j'arrive à
midi de dire ma messe, il me sert une tasse de
café bien chaud avec un œuf battu dans le café.
C'est tout simplement un nectar ! La grande croix
de Brother John, ce sont les crickets, les grillons !
Oui, les grillons ! Ah ! ne me parlez pas de ces
monstres-là. Notre orge poussait si verte, si drue,
si longue déjà sous ma fenêtre, l'orge que Brother
John a semée, qu'il voyait croître avec bonheur !
Les crickets sont venus par centaines, par milliers,
par millions ; les poules ont eu beau en avaler
des nuées, rien n'a pu y faire, et maintenant, de
notre orge, il ne reste que la terre où elle fut semée.
Pourtant Brother John avait inventé une sorte de
crécelle qu'il a remuée pendant deux jours entiers
presque sans relâche, faisant fuir devant lui les
hordes grouillantes et bondissantes ! *Fiat !!* Brother John est heureux tout de même. Il l'a toujours été depuis qu'il n'a plus rien.

Passons maintenant aux aventures. Je ne puis
vous parler que des miennes. Elles peuvent vous
donner quelques idées de ce qu'est ici la vie en
pays *blanc*. Deux jours après Pâques, le P. Cataldo et moi venions, avec un cheval pour nous deux,
nous installer ici. Le dimanche suivant je disais
la messe à Cheney, où les catholiques bons et
mauvais, une douzaine de familles, ont une église
de bois prétendue gothique, bien convenable à
l'extérieur, absolument nue au-dedans. Le soir

une bonne charrette de fermier m'emmenait à travers le désert, à 6 ou 7 milles de Cheney ; puis, à pied, je m'en allais 5 ou 6 milles plus loin chercher deux ou trois familles catholiques pour revenir avec elles le lendemain dire la messe chez mon voiturier. Je trouve huit enfants des deux familles dans leur lit avec la rougeole. Le lendemain donc je reviens seul, à cheval cette fois sur un bidet indien, comme un vieux missionnaire ; je fais faire leurs pâques à mes hôtes, et je repars pour faire la même chose le lendemain chez mes malades. Superbe pays qui se nomme : *Four lakes Country !* et en effet le lac d'Argent, le lac de Médecine et deux ou trois autres dorment au loin sous les ombres des forêts silencieuses, avec leurs eaux d'un bleu profond ou leurs nénuphars, glaïeuls et autres plantes inconnues, et leurs oiseaux au vol rasant, au cri plaintif. Comme on trouve facilement le bon DIEU dans ces immensités muettes ! Comme l'âme s'apaise et s'élève ! — La soirée se passa à faire le catéchisme aux nombreux enfants et à entendre les confessions. On dort ensuite dans un grenier décoré du nom de chambre. Le lendemain matin messe et communions, puis départ en charrette. C'étaient tous des Canadiens français ! ! ! faisant tous rimer Français avec les bois, et François avec jamais, comme au bon temps de François Ier. — Là j'ai baptisé une petite protestante adoptée, à la mort de sa mère, par deux excellents chrétiens, et j'ai vu le papa, un vieux capitaine au long cours dans la marine anglaise, forcé de se séparer de sa petite fille parce qu'elle ne peut vivre sans mère, pleurer les plus dures larmes peut-être que j'aie vu pleurer quand il a dû, le soir, s'en aller sans sa fille à son logis vide.

Depuis lors je suis à Spokane, passant mes matinées dans ma chambre et mes soirées en ville à visiter et à découvrir mes quarante ou soixante mauvais catholiques, à qui je dis la messe tous les dimanches et tous les lundis, dont je réunis le dixième à peu près trois fois par semaine pour le mois de Marie, sans compter notre catéchisme du dimanche. Le bon DIEU, par l'intercession de notre bonne Mère à qui je les ai consacrés tout d'abord, m'a donné déjà de bien douces consolations. Un exemple : deux femmes irlandaises m'arrivent un jour. « S'il était possible de faire faire la première Communion à nos grandes filles ! — J'irai voir. Où demeurez-vous ? — Nos tentes sont là-bas, à l'entrée de la ville, du côté des cascades. » Le soir j'arrive aux tentes. C'est tout un peuple ! Douze ou quinze enfants, dont six en âge ou plus qu'en âge de faire leur première Communion. Nous entrons en besogne. Pendant huit jours je vais tous les soirs faire le catéchisme à tous sous la grande tente, si bien que, il y a eu dimanche dernier huit jours, nous avions à la messe six premières Communions, et l'après-midi rénovation des promesses du baptême, consécration à la Sainte Vierge, distribution de médailles et de chapelets, etc.

Le lendemain matin je prenais le chemin de fer et partais pour Saint-Ignace, et le soir à onze heures et demie, par une belle nuit sans lune, le chemin de fer, complaisant comme il l'est en Amérique, me laissait seul au fond d'une vallée que surplombent de hautes montagnes. Trois maisons en tout à Rovalli : c'est le nom de cette station sans gare et sans l'ombre d'un employé. Je vais frapper à la porte la plus voisine. On ne me comprend pas ; on se parle d'un lit à l'autre ; finalement on m'envoie promener. Je pars à la découverte. Une hutte abandonnée et ouverte se présente. J'ausculte la chose ; mais ça sent si mauvais que le plein air me paraît préférable. Voici une autre cabane. Je frappe. Un grand individu, vêtu comme un Hottentot, autant que les étoiles me permettent d'en juger, ouvre la porte et me demande en français ce qu'il y a. Je décline mes titres et intentions, et il m'apprend le plus honnêtement du monde qu'à une centaine de mètres plus loin un certain Mac Donald me donnera sans faute l'hospitalité. Je reprends ma valise ; j'invoque mon bon ange, et j'arrive au logis du dit Mac Donald. Je frappe, j'appelle, je me nomme. Un chien me répond seul de sa grosse voix grognante. J'y renonce, et, avisant un toit chargé de peaux qui sèchent et porté sur quatre pieux, je m'étends sur un tas de planches qu'il abrite. Une toile à voile m'enveloppe ; ma chapelle portative me sert d'oreiller. Sur l'entre-faite la lune apparaît au-dessus d'un pic et se met à me regarder dormir sous mon auvent. J'étais exactement dans les conditions où l'on représente saint François Xavier mourant.Déjà la consolation me venait à pleins bords, et menaçait d'unir son influence à celle de la fraîcheur et de la lune pour retarder le sommeil, quand deux hommes paraissent en même temps à deux portes différentes. On parlemente. Ils m'avaient pris pour un brigand. Je suis introduit dans le magasin. Avec les couvertures que les sauvages viennent acheter dans cet unique entrepôt de leur réservation, on me fait un lit sur un des comptoirs, et me voilà dormant comme un bienheureux. Le lendemain au petit jour, je gravissais à pied les montagnes, le long du lit desséché d'un torrent. Je montais dans une belle vallée grimpante, toute verte mais sans arbres, et qui s'élargissait de plus en plus en plateau. Voilà au loin justement devant moi une muraille de pics couverts de neige, qui se dresse toujours plus haute, toujours plus longue et plus resplendissante sous le soleil déjà haut et ardent. En vérité, j'ai eu rarement une plus belle occasion d'admirer le bon DIEU dans ses œuvres. Deux ou trois grands troupeaux de vaches et de bœufs sont épars sur les mamelons verts. A mesure que j'avance, je vois se dérouler au pied des montagnes une large vallée qui se prolonge à gauche jusqu'à se perdre dans l'horizon, qui, à droite, se termine dans de petites montagnes couvertes de sapins. Dans la vallée au-dessous de moi, je reconnais de plus en plus

distincts des bois, des champs cultivés, des troupeaux de chevaux, et tout au centre un village de
maisons en troncs d'arbres, éparses autour de
trois grandes maisons en planches bien peintes
et proprettes qui flanquent une vraie église. Une
vraie église, de bois sans doute, mais vaste, bien
bâtie, avec son clocher qui sonne l'*Angelus*. Le
cimetière est là tout près ; une croix sur chaque
tombe et la grande croix nue au milieu. Sur la
vaste place verte, une autre grande croix nue que
les Indiens vont tous baiser au sortir des offices.
Le village est à peu près désert. Pendant que leurs
blés poussent et que leurs troupeaux paissent sous
la garde des anges et des Pères, les familles ont
emporté leurs pénates aux quatre vents. Ils vont
revenir pour la Fête-DIEU, repartir encore, puis
revenir pour la moisson et pour l'hiver. Tout cela,
c'est une réduction moderne ; c'est Saint-Ignace.
Les deux écoles, celle des Sœurs et celle des
Pères, sont pleines. Chez les Sœurs canadiennes
de la Providence, les enfants m'ont chanté, avec
les plus douces, les plus suaves voix que j'aie
jamais entendues, un cantique français sur un de
nos vieux airs les plus pieusement mélancoliques.
Je me suis risqué à parler un peu, et le soir j'ai fait
aux trois Sœurs de chœur et aux quatre con-
verses une vraie petite instruction. Là tout est
propre, paisible, en ordre, et il en sort chaque
année une dizaine ou une vingtaine de vraies
ménagères. L'école des garçons prospère, grâce
au dévouement du bon F. de Rougé, qui ne quitte

pas d'un instant cette nombreuse marmaille à
figure honnête, confiante, aux yeux pétillants, à
la noire et longue chevelure, qui leur donne à
tous un air de lionceaux rieurs vraiment char-
mant. Tout ce petit monde n'étudie pas trop mal,
prie fort dévotement, chante de même, et s'en
va travailler aux champs, à la scierie mécanique,
à la boulangerie, à la charpenterie, à la forge,
quand on peut leur procurer des Frères coadjuteurs ou autres directeurs de tous ces métiers.
Hélas ! — Tout ce petit monde fait le ménage
de la maison, et joue et arpente de temps en
temps les chemins de la montagne. Les arts sont
représentés par une douzaine d'artistes qui, sous
la conduite du jeune P. Bandini, soufflent de
tous leurs poumons dans de brillants et bruyants
cuivres. J'ai joui de tout cela pendant deux jours.

Le jeudi matin, le chemin de fer s'est de nouveau laissé prendre à Rovalli et m'a conduit à
Belle-Nappe. Belle-Nappe, ce sont vingt ou trente
cabanes entre des troncs de sapins abattus au
fond d'une étroite et profonde vallée. Rien n'y
manque que le bon DIEU ; mais, hélas ! il y manque totalement. Enfin j'ai pu trouver une bonne
douzaine de catholiques ; neuf sont venus à la
messe, trois se sont confessés ; j'ai passé quelques
heures à faire le catéchisme à un bambin et à une
petite protestante, et le soir même à onze heures
j'étais à Héron, autre petite ville du même genre,
où le lendemain matin je faisais comme à Belle-
Nappe une tournée dans le village, recrutais pour

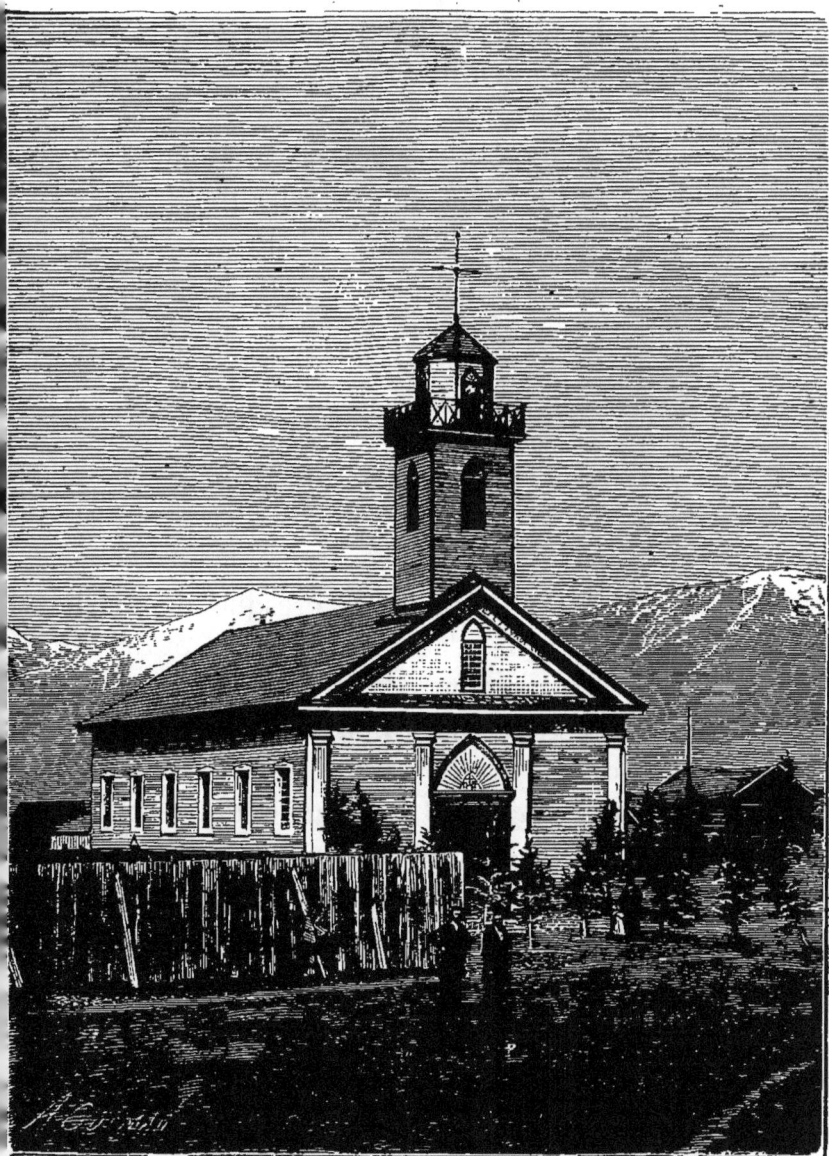

Église de la mission de Saint-Ignace, chez les Têtes-Plates.

la messe cinq catholiques et reprenais le chemin de Spokane-Falls. Ma première visite a été pour mes tentes. Mes communiants sont encore ici ; ils vont rester pour s'instruire tant que les papas trouveront ici de l'ouvrage: Tout ce monde réassistera cette semaine à mes catéchismes. Papas et mamans, y compris les méthodistes, s'y mettent de bon cœur. Priez bien pour eux, et pour nos œuvres, et pour nos projets. Ah ! comme le bon DIEU à pitié des pauvres ! Mais, grand DIEU ! quelle misère religieuse !

Détails sur la Mission.

NOs missions s'étendent presque depuis le Pacifique jusqu'aux Grands Lacs, et depuis le sud du Montana jusqu'à la Colombie britannique. Dans cette étendue nous avons trois grands cendres indiens :

1° *Saint-Ignace du Montana* au milieu de la réserve des Têtes-Plates, des Indiens du Lac, des Kalispels et des Koutenais. Grande église en bois au milieu d'un village dont les maisons sont faites avec des troncs d'arbre et de la terre, école industrielle indienne avec moulin à scier, et quantité de dépendances, école de filles indiennes tenue par les Sœurs canadiennes de la Providence, jardins et champs cultivés ; le tout au bord d'une rivière, sous une muraille gigantesque formée par des rochers abrupts d'une haute montagne.

2° *Chez les Cœurs d'Alène (Idaho)*, maison *du Sacré-Cœur*, aussi largement constituée que celle de Saint-Ignace ; les Indiens y sont bons et vivent heureux.

3° Chez les Indiens de *Colville* (Washington Territory), maison *de Saint-François Régis* avec église, école industrielle d'agriculture, école de filles. Là nos Indiens sont très mêlés aux blancs et aux métis.

Nous avons en outre les petites missions indiennes et les missions blanches. Ainsi à *Helena* (Montana),nos PP. sont le clergé de Mgr Brondel. A *Missoula*, nous possédons une école de filles et un hôpital, puis le fort *Benton* et Saint-Pierre des Pieds-Noirs. En *Idaho*, mission blanche de Lewiston et mission indienne des Nez-Percés, tous fermiers et excellents catholiques. En *Washington*, Yakinea-City pour les blancs et les sauvages, ceux-ci fermiers ; Spokane-Falls, destiné à devenir le centre général de toutes nos missions : église, hôpital, académie et plusieurs petites missions indiennes. De plus, missionnaires *excurrents* chez les Pieds-Noirs, les Gros-Ventres, les Assiniboines, les Indiens du Sang, qui occupent une grande réserve au nord de Montana. Là les sauvages sont païens et errants, il faut les suivre et vivre de leur vie pour arriver à les convertir. De même chez les Corbeaux au sud de Montana et chez les Okinagans dans le Washington. Dans les trois collèges indiens, notre vie est celle des patriarches, fermiers, pères de famille, prêtres,

éducateurs et prédicateurs, etc., avec courses à
100 milles de distance ; dans les missions blanches
c'est celle d'un prêtre séculier dont la paroisse,
toute à convertir, s'étendrait de 10 à 12 milles de
rayon ; dans les missions indiennes c'est la solitude, le soin de la ferme, les tracas du maître
d'école, sans parler du ministère proprement dit.
Nous sommes en tout 27 Pères, 3 scolastiques,
19 ou 20 Frères coadjuteurs, 3 ou 4 postulants.
Nos Indiens convertis sont bons en général, mais
tout n'est pas rose. Quant aux blancs, quelle race !
Ce sont presque tous des aventuriers sans foi ni
loi que la soif de l'or pousse sans cesse en avant :
Yankees, Germains en grand nombre de toutes
les contrées de l'Allemagne, Irlandais d'Irlande
et des États-Unis, Français de France et du
Canada, Espagnols d'Espagne et du Mexique,
Italiens, Danois, Suédois, Suisses, etc., des Chinois en quantité, des Nègres depuis la couleur du
cirage jusqu'aux teintes olive les plus claires, et
nos Peaux-Rouges. Les religions sont encore
plus variées que les races. La majorité des blancs
est indifférente. Les catholiques sont plus nombreux que chaque secte prise en particulier ; quelques-uns sont bons. Dans ce milieu nous sommes
respectés, bien accueillis, aidés même pécuniai-
rement, mais de la foi, point. Combien peu qui
consentent à s'entendre rappeler de loin en loin
qu'il y a un ciel et un enfer, qu'ils ont une âme à
sauver !

On ne peut se faire une idée de l'activité indus-

trieuse, de l'audace d'entreprise, de l'esprit d'aventure, du complet mépris des fatigues, des privations, des souffrances, que l'*Auri sacra fames*
développe ici. Tout ce que l'amour du bon DIEU
fait inventer aux saints, le besoin de s'enrichir le
fait inventer à ce peuple. C'est un *excitement* continuel, une fièvre, un délire. On a trouvé de l'or
dans les montagnes des *Cœurs d'Alène :* voilà les
fermiers qui quittent leurs fermes, les industriels
leurs fabriques et leurs ateliers, les marchands
leurs magasins, les ouvriers leurs chantiers, et
qui laissent leurs familles, leur patrie, leur église
aussi, hélas ! Tout ce monde de jeunes gens et
d'hommes faits s'abat sur les montagnes et dans
tous les environs comme une nuée de sauterelles.
Il y en a toujours deux ou trois ensemble. Ils ont
des fusils, des pistolets, des couteaux et des mu-
nitions, une tente et une marmite, et s'ils le peuvent un ou deux chevaux, quelques dollars dans
leurs poches ; et les voilà courant les montagnes,
vivant dans la neige, fouillant les torrents, les
forêts, les rochers.Un monde de voleurs et de brigands se mêle au monde des chercheurs ; un
autre monde de teneurs d'auberge, de marchands
de toute sorte enveloppe le pays de l'or d'une
ceinture de petites villes de bois qui poussent
parmi les troncs et les cendres des sapins abattus
et brûlés, partout où l'on peut toucher le *rail
road* d'une main et les mines de l'autre. Un mois,
deux mois se passent ainsi... toujours de nouvelles
recrues venues de partout. Un centième des aven-

turiers réussit ; les quatre-vingt-dix-neuf autres
centièmes achèvent de se ruiner et se prennent
à regagner leurs pénates. Tout d'un coup on
annonce qu'en un autre pays on a trouvé de l'or
aussi ou de l'argent, ou des terrains enchantés
qui rendent 1 million pour un, ou la manière de
prendre la lune avec les dents, ou n'importe
quoi : voilà la nuée qui prend son vol et va
s'abattre là-bas. Et ainsi de suite. De tout cela il
reste toujours quelque chose dans le pays où la
nuée a passé. Quelques-unes des petites villes
subsistent, et de distance en distance l'une d'elles
devient grande ville, comme sera *Spokane-Falls*,
ce semble. Toute la partie labourable du pays se
remplit de fermes. Les bois tendent à disparaître.
Les Indiens se retirent dans leurs réservations
ou deviennent absolument misérables, et l'Amérique d'autrefois, la poétique et sauvage Amérique
se transforme en l'Amérique d'aujourd'hui, prose,
orgueil, et richesse, et dégradation morale, et
totale indifférence religieuse, partout où le catholicisme ne parvient pas à prendre le desssus...

Le Frère Joseph Specht.

AUJOURD'HUI, 19 juin 1884, nous enterrions
le bon Frère Joseph, le premier Frère venu
aux Montagnes Rocheuses avec le R. P. De Smet,
le fondateur de la mission. Il a passé quarante-
cinq années parmi les Indiens et fini sa belle vie

à l'âge de 75 ans. Il accompagna le P. De Smet
dans ses dangereux voyages au milieu de tribus
féroces ; deux jours avant sa mort il m'en parlait

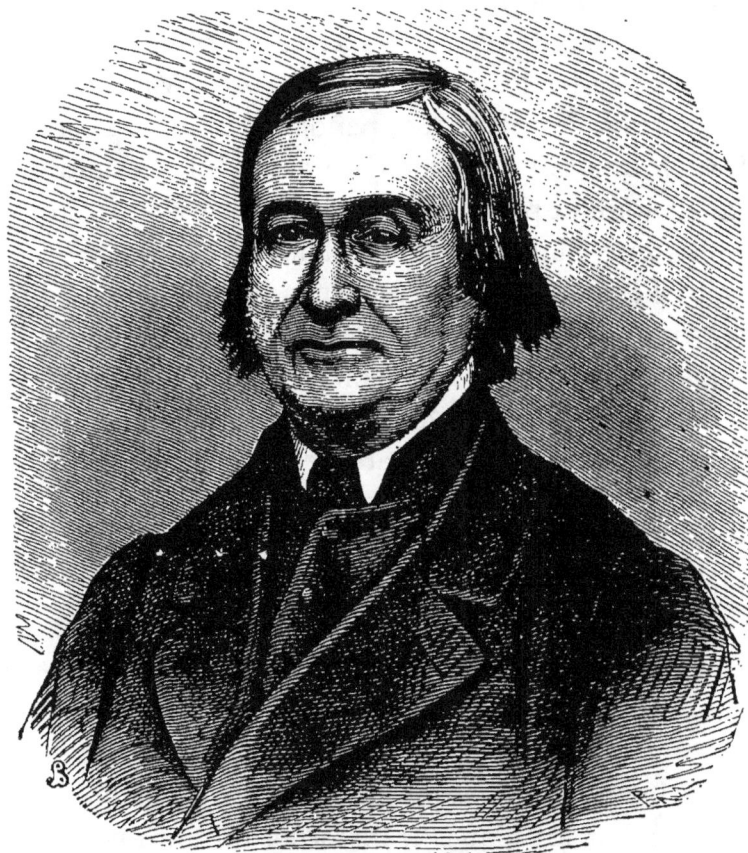

P. J. De Smet S. J.

encore et me racontait de nouveau comment un
jour ils arrivèrent à une de ces tribus, comment
le Père se présenta comme un grand chef envoyé

par le bon DIEU, comment enfin les sauvages le firent asseoir sur une peau de buffle, puis l'enlevèrent pour le porter en triomphe jusque dans leur camp. A la fondation de la mission de *Bitter Konte* ou Sainte-Marie, on avait été obligé de se fortifier contre les invasions des *Pieds-Noirs*, très sauvages à cette époque; pendant la nuit le Frère Joseph montait la garde. Peu après lui, un autre l'avait joint et partageait ses veilles: c'est le Frère Guillaume Claessens, aujourd'hui à la mission de Saint-Pierre. Le bon Frère m'a raconté encore que dans les voyages ils attachaient la viande derrière la charrette, et le soir elle était soi-disant cuite et mangée à la halte ou campement. Son métier était celui de forgeron et ferblantier ; souvent les choses les plus nécessaires lui manquaient, même du charbon, comme il me disait encore dans ses derniers jours. C'était l'époque où un Père dut se faire une soutane avec la couverture d'un Indien ; le Frère fut longtemps habillé de peaux de bêtes comme les sauvages : « Que les temps sont changés !... » En effet, cette vie si primitive ne dura pas longtemps, l'envahissement du pays par les blancs transforma tout et amena de grandes améliorations avec de grands désastres pour les Indiens.

Jusque dans ses derniers jours, le vieux Frère repoussa toutes les douceurs de la situation : il avait à cœur de garder pour lui la pauvreté primitive et en faisait ses délices. Nous le prenons là où je l'ai connu ; ce sont les deux dernières

années passées dans la mission de Saint-Ignace.
Il s'occupait des travaux de forge et ferblanterie ;
il avait aussi un grand jardin auprès du moulin.
Passons en revue sa chambre ; elle a à peu près
trois mètres de large sur quatre de long. Dans
son lit une simple paillasse sans même un oreiller ; au-dessus du lit trois petits reliquaires, une
image de saint Joseph et de la Sainte Famille.
Sur sa table des livres allemands et rien d'autre.
Tout autour, depuis la table jusqu'à la porte,
l'établi chargé de ferrailles de toutes sortes. Au
milieu, le plus vieux et le plus mauvais poêle du
monde. Comme bien d'autres braves, le Frère
Joseph est mort en travaillant et a travaillé
jusqu'à la mort ; jamais il ne s'arrêtait, à moins
que la souffrance ne l'y obligeât. L'été il ne quittait pas son jardin et revenait avec de grands sacs
pleins, disant quand il me rencontrait : « En
voilà des carottes, des navets, des radis ! les enfants
les aiment bien. » L'hiver, sa petite chambre était
son atelier, l'enclume retentissait et ne se taisait
que pour laisser parler le bon ouvrier avec le bon
Maître, ou plutôt, tout allait ensemble. Son jardin
comme sa chambre, c'était tout ; c'était sa solitude, et jamais il ne cherchait à s'en distraire
Jamais de récréations, pas souvent les repas avec
les autres : il était toujours seul avec le bon DIEU.
Je suis sûr qu'il a passé bien des journées sans
dire un mot.

Je disais qu'il avait à cœur sa pauvreté. Regardez ses meubles : il a fait sa chaise, il a fait sa

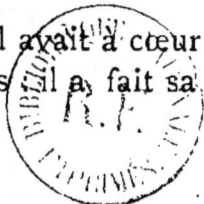

lampe avec une vieille bouteille renversée qui sert
de réservoir à l'huile ; regardez ses vêtements : il
fait tous ses souliers, fait les semelles en bois et
prend le cuir dans toutes les vieilles bottes que
l'on a jetées. Il fabrique tous les ustensiles de sa
chambre, creuse ses pipes dans quelques morceaux
de bois, fume le tabac qu'il récolte chaque année
dans son jardin. Souvent ses travaux étaient
interrompus par la souffrance trop vive. Ces dernières années il était souvent trois ou quatre
jours, huit même sans rien prendre pour ainsi
dire, étendu sur son lit. Sa petite chambre était
assez loin de la maison, dans le bâtiment de la
charpenterie. C'est là qu'il mourut. J'allais souvent
le visiter ces derniers jours ; et comme j'avais le
pressentiment de sa fin prochaine, je recueillais
précieusement toutes ses paroles.

Le 16, je lui parlais du purgatoire, du martyre,
il me répondit : « Souffrir, c'est bien dur, bien
dur !.. mais je laisse tout entre les mains du bon
DIEU. » Enfin, le 17 dans la matinée, il me disait :
« Ah ! que je souffre ! » Continuellement il sou-
pirait : « Oh ! mon DIEU ! » et ses yeux regar-
daient en haut... « Je voudrais, me dit-il, que le
bon DIEU ait pitié de moi, qu'il m'envoie une
bonne mort et m'emmène au Ciel ; mais, ajouta-
t-il immédiatement, je laisse tout entre les mains
du bon DIEU. » Il devait être exaucé le soir
même. Pendant le souper, étant seul, il voulut se
lever; les forces lui manquèrent et il tomba à terre.
Un Père vint le voir immédiatement après le

souper ; il le trouva ainsi et voulut le relever, mais le malade voulait se relever seul. Enfin, non sans peine, le Père le fit asseoir sur une chaise, mais aussitôt il entra en agonie. Il s'était fait une blessure à la tête en tombant. Aussitôt le Père appelle un des enfants, l'envoie chercher le Père supérieur, qui lui donne les derniers Sacrements ; pendant ce temps avait-il sa connaissance ? je ne le crois pas ; la respiration, forte d'abord, allait en s'affaiblissant. On commença de suite les prières des agonisants. Le Père supérieur lui suggéra quelques pieuses aspirations pendant lesquelles il expira.

Il fut exposé dans la chapelle provisoire de la nouvelle école, revêtu d'une soutane avec le chapelet au côté. Le 18 au soir on le transportait en procession à l'église, et le 19 au matin il était enterré dans l'église, du côté de l'autel de saint Joseph, où il repose au milieu des Indiens, auxquels il avait consacré sa vie.

Travaux apostoliques.

Spokane-Falls, 20 juin 1884.

CE matin j'ai dit la messe dans ma pauvre petite cabane misérable qui est l'église de Spokane. Depuis quinze jours bientôt je suis seul. J'ai bien pourtant mes *excitements*, comme disent les Américains. Hier, vers trois heures de l'après-midi, des coups de pistolet retentissent à cent

mètres dans notre champ, puis les vociférations
d'un discoureur en furie, ponctuées par les cris
sauvages de son compagnon et les décharges
de son pistolet. Ce sont deux Indiens ivres (des
protestants!)qui traversent le champ à grands pas,
se figurant sans doute qu'il partent en guerre. Ils
tiennent conseil par terre. Un ou deux autres les
rejoignent qui sont dans le même état. Bientôt
les voilà qui se mettent à courir tout au travers
du champ et des champs voisins comme de vraies
bêtes sauvages. Au bout de quelque temps j'en
vois un qui, par-dessus nos barrières, pénètre dans
notre prétendu jardin, à vingt pas de la maison.
Il est en grand costume de guerre, c'est-à-dire
absolument comme le père Adam, sauf la couleur de sa peau, qui est celle d'un jambon fumé, et
la chevelure ou crinière, noir d'ébène. Il s'efforce
de décharger son pistolet, qui n'est plus chargé, et
brandit un bâton qu'il prend pour son arc. J'avais
fait rentrer les enfants et me préparais à une
entrevue. Mais l'espèce de bête farouche n'avait
aucune mauvaise intention et s'est contentée de
passer. Un peu plus tard j'entends des cris de
femmes et d'enfants ; je me dirige vers la tente
d'où ils partent ; mais tout a cessé. Au bout de
quelques instants je vois arriver une femme qui,
en m'apercevant, se met à crier de plus belle : elle
m'apporte à panser son avant-bras fortement
contusionné. L'un des brigands l'a assaillie et
frappée. C'est une catholique. Sa petite fille de
7 à 8 ans et son petit garçon de 3 ou 4 ans m'ar-

rivent aussi, mais en bon état. Le père de famille
est à la chasse au loin. Je verse de l'eau fraîche
sur la blessure et j'envoie mère et enfants coucher dans le grenier de notre grange pour les
soustraire à de nouveaux dangers. Sur ce, la nuit
a ramené la paix ; mais ce matin j'ai appris que
les deux ivrognes se sont battus et que l'un d'eux
a reçu une balle dans la cuisse. L'état d'abrutis-
sement de nos ivrognes d'Europe est aussi vil
que l'état d'excitation sauvage de nos pauvres
Indiens ; mais il n'est pas plus écœurant et surtout il est moins dangereux. Si je tenais le blanc
qui a vendu du wiskey à ces grands enfants misérables, je crois que je tâcherais de le faire pendre.

Toutefois les consolations ne manquent pas.
Le fait suivant vous le prouvera. Je vous ai raconté, je crois, dans une lettre précédente, comment deux femmes irlandaises vinrent un jour
se confesser, puis me dirent qu'elles avaient des
enfants qui n'avaient pas fait leur première Communion, comment je suis allé leur faire le catéchisme sous leur tente. Or, deux petites filles
d'une tente voisine venaient assister à ce catéchisme. Elles n'étaient pas catholiques, c'est tout
ce que j'en savais. Le jour de la première Communion, l'une de ces deux petites filles avait
accompagné ses amies à l'église matin et soir.
Après la consécration à la Sainte Vierge, tout le
monde s'en allait. Deux de mes communiantes et
la petite amie s'étaient assises et attendaient. —
« Vous pouvez partir, mes enfants ; tout est fini. »

— « Mais elle veut être baptisée ! » — « Est-ce vrai, mon enfant ? » — « Oui. » — « Mais vos parents ? » — « Je leur ai demandé ; ils veulent bien. » — « Retournez dans vos tentes, je vais aller voir vos parents. » — Peu après elles, j'arrive à la tente indiquée. Je trouve un brave homme, une brave femme et une nichée d'enfants de quinze ans à deux mois. On m'accueille parfaitement. J'emmène le père à l'écart, et le voilà qui s'épanche. Ni lui ni aucun de ses enfants n'est baptisé. La mère l'a été, pense-t-elle, mais elle n'en est pas bien sûre, par un ministre méthodiste. Ils pensent souvent qu'il serait mieux pour leurs enfants d'avoir une religion. Ils en parlaient justement tous deux ce jour-là même. Donc, père et mère désirent beaucoup que leurs enfants soient baptisés, jurent leurs grands dieux que si je les baptise ils n'iront jamais à aucune église ou école protestante, mais apprendront leur catéchisme et à la première opportunité se présenteront au prêtre catholique, etc. *All right !* Comme il n'était pas possible d'emmener ces pauvres gens à l'église, je baptise séance tenante tout ce qui peut être baptisé sans plus de préparation, et, dès le lendemain, je recommence dans cette tente-là les catéchismes, auxquels toute la famille et les enfants des tentes voisines assistent. J'ai continué pendant quinze jours ou trois semaines. J'étais toujours frappé de l'attention de ces enfants et souvent ému, mais très ému, de l'avidité de tous, surtout de la mère et de deux ou trois petits pro-

testants du voisinage qui venaient assez souvent.
Enfin, pour clore mon histoire, petit à petit tout
le monde a été baptisé et deux des petites filles
ont fait leur première Communion ; l'aînée est
devenue la catéchiste de son père, de sa mère, de
son grand frère, etc. Ils sont partis depuis pour
chercher du travail je ne sais où. Je suis profondément convaincu que les grâces immenses faites
à cette famille sont en partie la récompense d'une
pureté de vie et de vertus naturelles absolument
extraordinaires.

Spokane-Falls, 17 juillet 1884.

Voici la petite histoire qui a valu au Révérend
Père Cataldo son nom de *Caotchine* (jambe cassée). Il était alors à Lewiston parmi les *Nez-
Percés* et à proximité d'un camp de mineurs,
Canadiens pour la plupart. Il avait fait une course
dans les bois pour administrer une vieille Indienne. Au retour (c'était l'hiver et les bois étaient
pleins de neige, c'était le soir aussi), son cheval
s'effraie, le jette à terre et s'enfuit. Le Père avait
la jambe cassée ; il était à quatre milles du camp
des mineurs et loin des Indiens, sur une route non
fréquentée. Il essaya de se traîner sur ses genoux
et ses mains, tirant après lui sa pauvre jambe ;
en deux heures il avait avancé peut-être d'un
demi-mille et il était épuisé. Il essaya de faire du
feu ; il ne put jamais rassembler que quelques
branches humides qui ne s'allumèrent pas. Il
attendait la mort. « En une minute, dit-il, mille

» pensées se pressèrent dans mon esprit. Malgré
» cela, jamais peut-être dans toute ma vie je ne
» me suis senti aussi heureux qu'alors. » Enfin,
quelques Indiens vinrent à passer. L'un d'eux le
prit sur ses épaules ; les autres coururent avertir
le camp. Tous les Indiens vinrent immédiatement au devant du Père. Un vieux Canadien
proteste : « Je ne laisserai jamais porter le Père
par ces Indiens ! » et il s'empare de lui, le met
sur son dos et le porte au camp. Tous rivalisaient
d'attention pour lui.

Ceci nous est venu, par petits bouts, des lèvres
mêmes du Révérend Père Cataldo. C'était le
confirmatur d'une histoire que le Père Diomedi a
tout récemment racontée à Woodstock et dont
il est lui-même le héros. En voici la substance :
Le Père était en route avec un Indien. Ils étaient
au milieu d'une plaine sans bornes, toute couverte d'une neige épaisse. Pendant la nuit leurs
chevaux s'étaient échappés. On regarde , on
cherche : rien. L'Indien commençait à paraître
inquiet et son cœur était gros. Enfin, il se décide
à dire au Père : « Père, les chevaux ont dû re-
» tourner au camp ; le seul parti à prendre, c'est
» d'aller les chercher ; mais j'ai perdu ma route ;
» ce que je sais, c'est qu'il me faut au moins trois
» jours pour aller et revenir. Vous n'avez qu'une
» chose à faire, c'est de m'attendre ici. Vous
» n'avez rien à manger ni à boire, rien pour vous
» abriter ; mais je n'y puis rien. Si je reviens dans
» trois jours, *all right ;* si je ne reviens pas, vous

» n'aurez plus qu'à mourir, comme j'aurai fait
» moi-même. » Il se mit à pleurer, puis s'age-
nouilla pour demander au Père sa bénédiction, et
le voilà parti. Pendant trois jours le Père attendit
à la même place. Rien à manger, rien à boire ;
un froid piquant. Enfin l'Indien arrive, et avec lui
le grand chef et ses gens, tous à bride abattue.
Le pauvre Père était malade et n'en pouvait plus.
On lui apportait une charge de provisions et on
voulait qu'il en prît d'un coup pour ses trois
jours, comme font les Indiens ; c'était beaucoup.
Bref, l'aventure finit là ; mais il est probable que
le bon Père Diomedi, qui tâche en ce moment
de recouvrer à Washington la vue qu'il a presque
perdue, fit là un fameux *triduum*.

A la suite de cette histoire le bon Père Cataldo
nous raconta ses débuts. Pendant les trois premières années il était chez les *Nez-Percés*. En
trois ans il avait fait quatre baptêmes et appris
les prières à quelques enfants Indiens. C'était
tout. La tribu était de roc. Enfin le Père supérieur
se décide, sur les représentations de tous les
Pères, à le retirer et à l'envoyer dans une mission voisine. Les *Nez-Percés* furent très tristes.
Cependant les petits Indiens à qui il avait appris
les prières se mirent à aller dans les tentes et à
les enseigner à tous, grands et petits. Chaque
matin et chaque soir la tribu se réunissait tout
entière pour les réciter à haute voix. Enfin un
grand Conseil décide qu'on va envoyer des députés à *Caotchine* pour le prier de revenir, et on

lui promettra que toute la tribu va se convertir. Les députés viennent et font les promesses. Le Père ne promet rien, mais écrit au Père supérieur, qui lui dit : « Ne retournez pas maintenant (c'était l'hiver), mais au printemps allez-y. » Le printemps vient et un beau jour les *Nez-Percés* apprennent que *Caotchine* est à Lewiston, la ville qui touche à leur territoire. Le dimanche suivant toute la tribu arrive à Lewiston et demande *Caotchine*. Il vient, et leur dit de se réunir après la messe à l'église pour qu'il leur apprenne les prières. Il ne se doutait de rien et les croyait tels qu'il les avait laissés. A l'heure dite tous sont là ; l'église est pleine. Le Père commence les prières avec son livre. Voilà toute l'église à la fois qui se met à les continuer. Après cela, en un mois le Père avait fait plus de 100 baptêmes. Aujourd'hui les *Nez-Percés* sont peut-être , avec les Cœurs d'Alène, nos meilleurs chrétiens.

18 juillet. — Hier au soir arrive chez le Révérend Père Cataldo un Indien que le Père ne reconnaît pas et qui commence à raconter son histoire : « Je suis un tel (Nez-Percé) ; j'étais
» aveugle, comme vous savez. Il y a quelque temps
» ma femme est morte. J'étais seul, je ne savais
» plus que faire. Je disais au bon Dieu : Mais
» enfin qu'ai-je fait pour que vous me traitiez de
» cette façon ? J'ai péché dans mon cœur, c'est
» vrai, bien souvent ; mais je n'ai pas péché dans
» mes yeux, ni dans mes bras, ni dans mes chevaux,
» et vous me privez de tout cela ! Alors quelqu'un

» m'a dit qu'il fallait prier beaucoup tous les
» jours. Je me suis mis à faire cela et je passais
» tous les jours à prier ; je ne cessais pas. Un
» jour donc j'étais sur un sentier pour aller à la
» rivière ; tout d'un coup j'ai vu le sentier et je
» commençais à voir quelque chose autour de
» moi. Je suis arrivé à la rivière ; je me suis lavé
» et, revenant, je voyais tout. » Le R. P. Cataldo
s'est mis alors à regarder l'Indien de plus près ;
il ne l'avait connu qu'aveugle, mais il a fini par
se convaincre que c'était bien son homme. « Main-
» tenant il faut remercier le bon DIEU, lui disait-
» il. » — « Oui, Père ; le P. Carnana m'a dit cela,
» et il m'a dit qu'il faut être un tout à fait bon
» chrétien maintenant ; c'est décidé! »

Il y a quelques jours j'ai refait sur mon bidet
jaune, au petit galop, dans la forêt et sur les pla-
teaux, une de mes chasses aux catholiques. J'avais
emporté mon dîner dans ma poche : quatre morceaux de pain ; dans une boîte de fer-blanc une
marmelade de viande, oignons et pommes de
terre noyés dans la graisse ; et une gourde pleine
d'eau ! Sur la première pente d'une falaise, à la
hauteur des cimes des sapins, j'ai trouvé une
source dans un fourré. Mousse fraîche, rochers
suintants, petit bassin clair, ruisseau en cascade,
murmure aux notes perlées, ombrage, panorama
de montagnes entrevu à travers les plus hautes
branches des sapins, silence, solitude parfaite, un
beau ciel bleu ruisselant de soleil, la cour céleste
et mon bon ange veillant sur moi, tout y était, la

paix et la joie de l'âme aussi. Mon poney, attaché
au bord de la fontaine, me regardait tout pensif
au lieu de brouter l'herbe, pendant que je dévo-
rais mon pain, ma bouillabaisse et m'abreuvais
d'eau limpide. C'est la poésie. Je m'en procure
une petite dose deux ou bien une fois par semaine
dans mes courses. Mais que de prose !! — Ce
jour-là j'avais été appelé par une vieille Indienne
pour aller, en l'absence du Père Jacquet, voir son
petit Louis qui semblait mourant. La tente, une
vieille toile noire toute déchirée portée sur cinq
pieux et plus basse que les tentes de campagne
de nos soldats, était ouverte de toutes parts. A
l'intérieur un monceau informe de couvertures,
habits, mouchoirs, formaient par terre une espèce
de lit. Au pied, à gauche, la vieille grand'mère
indienne avec ses croix et médailles de cuivre au
cou ; à la tête, à droite, le père ou grand-père à
demi-couché comme un fainéant qu'il est, et assez
insoucieux, semblait-il. Sur le lit, le pauvre petit
pelotonné sous une couverture, avec son visage
tout pâle, c'est-à-dire jaune comme une vieille
peau de daim. Ses petits yeux étaient fermés ; de
ses petites lèvres, bien roses encore, la respiration
sortait à peine ; ses traits exprimaient une vive
souffrance et il poussait de petits gémissements.
Quatre ans ! le pauvre petit ange ! Je suis resté là
quelque temps à genoux et penché sur lui. Je l'ai
béni, et j'ai fait comprendre par gestes au bonhomme et à la bonne femme que leur petit Louis
allait sans doute partir pour le Ciel ; mais qu'eux,

s'ils ne changent pas (ce sont de mauvais chrétiens), pourraient bien aller en enfer. Je leur ai
fait comprendre qu'il fallait prier, dire des chapelets (il y en avait deux autour de la tête du
petit malade), etc., etc. Quand le soir j'ai repassé
là pour voir mon petit moribond, on m'a fait
comprendre qu'il était mieux ; il avait mangé !

Pendant que je faisais cette excursion, mes
dames catholiques tenaient pour un jour table
d'hôte dans une salle qu'elles avaient ornée de
verdure, etc. C'est pour récolter quelque argent,
qui, si le bon DIEU bénit notre entreprise, nous
servira à bâtir à *Spokane* la nef d'une future
église en bois un peu plus présentable. Notre-
Seigneur et la Sainte Vierge ont récompensé par
un beau succès le dévouement très actif et très
désintéressé de nos dames. Tout s'est passé bien
en ordre et elles m'ont remis 260 dollars. Il m'en
faut 850. Si le Révérend Père Cataldo n'était pas
ici pour lancer l'affaire, je serais dans mes petits
souliers ; mais malgré l'avalanche d'occupations
qui le débordent, il a déjà mis tout en train.
Nous appellerons notre église Notre-Dame de
Lourdes aux Montagnes Rocheuses. Je l'avais
promis à la Vierge de la grotte de Jersey l'année
dernière, sous la condition que le R. P. Cataldo
le voulût bien.

Il me reste à vous recommander tout à fait
instamment nos Indiens, nos chers pauvres Indiens. Chez les *Pieds-Noirs*, d'où vient le Révérend Père Cataldo, il en meurt de faim cinq ou

six par jour, si bien que le Père Frando est un peu découragé et craint que les *Pieds-Noirs* n'aillent tuer des bœufs dans les troupeaux des blancs et que guerre ne s'ensuive.

Chez les *Corbeaux* dont la réservation est immense, comme l'est celle des *Pieds-Noirs, Gros-Ventres, Assiniboines* et autres, le Père Barcelo est un peu en détresse. Un prêtre séculier français, qui récemment s'était établi chez leurs voisins les *Cheyennes* avec des religieuses pour les écoles, est tombé malade et a dû quitter son poste. Il a fallu, pour ne pas laisser les pauvres religieuses sans prêtre, que le Père Barcelo allât s'établir chez les *Cheyennes.* Il ne pourra plus que visiter les *Corbeaux,* jusqu'à nouvel ordre du moins. Une espèce de teneur d'hôtel dans une ville qui pousse racontait dernièrement ce qui suit au Révérend Père Imoda, supérieur de Helena :

« Il y a quelque temps le Père Barcelo vint
» chez moi ; je l'avais invité. Le soir je l'observai,
» il passa presque toute la nuit à prier. Le matin,
» il priait longtemps, longtemps. J'allai lui dire :
» « Déjeuner !!» il me fit un signe : « Laissez-
» moi, » et continua. Ce Père-là est trop saint
» pour ce pays-ci.

» Quelques jours après un ministre protestant
» passait ; je l'invitai aussi, car moi j'aime tout
» le monde. Je l'observai de la même manière.
» Le soir, ce ne fut pas long. Il était au lit
» presque aussitôt que dans sa chambre. Le

» matin, deux ou trois minutes de prières, et
» c'était fini. Je lui en fis la remarque et lui
» racontai l'histoire du Père Barcelo. — « Ah !
» aujourd'hui j'ai pris le plus court ! » dit-il.
Donc les longues prières, il faut les louer, comme
dit notre Père saint Ignace. S'il vous plaît, pra-
tiquez-les aussi à notre intention.

Spokane-Falls, 2 septembre 1884.

Je viens d'enterrer un pauvre jeune homme
dont voici la courte histoire. Hier au soir vers
quatre heures je revenais de la ville ici. J'avais
passé le dernier de nos trois ponts, quand je
m'entends appeler. Je retourne sur mes pas. Sous
le pont, au bord de la rivière, un pauvre jeune
homme presque en haillons, les yeux hagards, les
pommettes et les lèvres violettes, tout le reste du
visage pâle comme la mort, haletant, épuisé ! Je
l'interroge. Son père, un catholique, était mort
lorsqu'il était encore tout enfant. Il croyait bien
n'avoir pas été baptisé. J'en trouve ici une multi-
tude de cette espèce ! Souvent il s'était dit : Je
devrais suivre la religion de mon père. — « Où
est votre mère ? — En Californie. — Priez-vous
quelquefois ? — Tous les soirs je dis ma prière.
— Croyez-vous qu'il y a un DIEU... qu'il récom-
pensera les bons et punira les méchants, que le
Fils de DIEU s'est fait homme et est mort pour
nous ? » Aux deux premières questions il m'avait
répondu : « Oui » sans hésiter et catégoriquement.
A la troisième il m'a regardé avec de grands yeux

étonnés. « Êtes-vous prêt, si le bon DIEU vous conserve, à étudier avec moi la religion et à croire tout ce que le bon DIEU a révélé? — Oui.—Vous repentez-vous de l'avoir offensé par vos péchés et promettez-vous de ne plus le faire?» Sur quoi nous avons fait une courte confession. Je l'avais conduit à vingt pas de là dans une étable de planches où il y avait une botte de foin. J'ai trouvé là une espèce de boîte de conserves dans laquelle je suis allé puiser de l'eau à la rivière ; et puis, sous l'œil du bon DIEU et des bons anges, j'ai baptisé et absous mon pauvre moribond. Je l'ai conduit ensuite jusqu'à l'entrée de la ville, avec l'espoir de le revoir le lendemain matin. Le lendemain matin j'ai appris qu'il était mort la nuit même. Ah ! le DIEU des pauvres ! ! !

Spokane-Falls, 8 novembre 1884.

Il y a peu de jours, l'évêque de Vancouver, notre évêque, passait ici se rendant au concile de Baltimore. Je l'ai accompagné jusqu'à la station prochaine. J'avais six heures à passer là en plein désert. Me voilà parti avec mon bréviaire et mon bâton pour une excursion de découverte ! C'est au beau milieu de la vallée de la Spokane. Elle est formée en cet endroit par une immense prairie nue, bordée de montagnes vraiment rocheuses et fort pittoresques sous les sapins qui en émaillent la crête et les pentes. J'ai traversé la Spokane sur son pont de chemin de fer. C'est long, assez élevé au-dessus de la rivière rapide. Point de

parapets, point de tablier, mais seulement des
poutres et les rails. Puis, sur une longueur de trois
ou quatre milles, j'ai visité six ou sept fermes et
cabanes de bois, toutes bâties au pied des falaises,
toutes entourées de champs fertiles. Je me figu-
rais, sur le chemin, que j'étais devenu un bon curé
de campagne en visite chez ses paroissiens, toutefois, assez loin du clocher pour ne pas le voir.
Dans les maisons, partout bon accueil. Dans l'une
d'elles je me trouve en présence d'une jeune
femme récemment divorcée, mère de quatre ou
cinq enfants dont aucun n'est baptisé. Cette
femme est instruite, intelligente. Elle a abandonné toute pratique religieuse parce que, m'a-
t-elle dit, elle a reconnu qu'il lui était impossible
avec sa Bible, qu'elle a longtemps lue et étudiée,
de découvrir la vérité. Pourtant elle est parfois
inquiète pour elle-même et pour ses enfants. Sur
quoi nous avons eu une longue et vraiment bonne
conversation. A mon retour ici je lui ai envoyé
un bon livre. Puisse le bon DIEU bénir la semence
et le semeur ! Priez pour elle. Plus loin ce sont
deux petites filles catholiques de treize et onze
ans, bonnes, simples enfants, droites et candides,
mais qui ne connaissent absolument rien du tout
en fait de religion. Leur mère est morte, leur
père est protestant, ou plutôt n'est rien. Une
grosse bonne femme protestante qui a, mais fort
loin d'elle, un mari et un enfant catholiques, sert
de mère ou de gouvernante à ces pauvres filles.
Elle m'a promis de leur faire apprendre leur

catéchisme. Peu de gibier comme vous voyez ;
mais qui peut savoir ce que vos prières et celles
qu'on fait pour nos missions opèrent secrètement,
à l'occasion de nos chasses en apparence les plus
infructueuses ?

Il y a une ou deux semaines, c'était une excursion
d'un autre genre. J'étais seul Père à Spokane. On
m'appelle pour un Indien qu'on disait mourant.
Me voilà à cheval ; et mon guide indien, dont je
ne comprenais pas les gestes, de prendre le galop
d'abord à travers la prairie, puis à travers les
rochers d'une haute colline, puis à travers les
champs du plateau, puis à travers la forêt profonde. Tout en pressant ma monture qui soufflait,
suait, blanchissait d'écume, je jouissais de la pensée que DIEU et mon bon ange m'accompagnaient,
(c'est un des jours où j'ai le plus sensiblement
éprouvé les consolations du missionnaire !) mais
je jouissais aussi du silence, de la solitude et du
désert ; je jouissais enfin de mon Indien lancé à
fond de train dans les bois, toujours à cent mètres
en avant de moi, laissant flotter au vent ses
jambes pendantes, ses pittoresques guenilles, sa
longue chevelure noir de jais et la fumée de sa
cigarette. Une cigarette ! oui vraiment, faite d'un
morceau de journal et d'un mélange de bois
pourri et de tabac. Nous avons galopé longtemps.
Nous voici dans de tout petits sentiers verts,
entre un torrent que les rochers et les hauts buissons nous cachent mais que trahit son gron-
dement, et une muraille de roches. Un peu plus

loin c'est un ravin profond. Voici à gauche la
grande Spokane au cours rapide ; à droite, sous
les falaises, la petite Spokane toute paisible. Site
enchanteur, désert sauvage, et pourtant souriant
sous le beau soleil du soir ; douze tentes bien
blanches, bien rangées, rayonnent au bord de
l'eau.

Mon Indien s'engage sans dire gare en plein
dans la rivière. J'en fais autant, naturellement, et
ne me mouille les bottes que très peu. Me voilà
en présence de deux rangs d'Indiens accroupis
face à face, vêtus des costumes les plus variés et
les plus éclatants, qui tous ensemble frappent en
cadence, avec des bâtons, des espèces de crécelles,
et s'accompagnent d'une sorte de psalmodie. C'est
harmonieux, passablement sauvage cependant.
Je me figure que les hommes de médecine ont
assemblé la tribu (à peu près tous ceux-là sont
des protestants, ivrognes, joueurs et franches
canailles), et lui ont fait faire des conjurations
diaboliques. J'ai su après qu'ils jouaient seulement
pour guérir mon malade. Toutefois je me con-
tente de regarder mes gens de travers et cours à
la tente de mon malade. Il était étendu, par terre
bien entendu, sur une peau de buffle, le long du
tas de cendres chaudes qui, au milieu de la cabane,
constitue le foyer. Une ou deux vieilles femmes
sont accroupies de l'autre côté de la dite cendre.
Avec les nappes de mon autel portatif j'impro-
vise, à terre toujours, le trône du Saint-Sacrement ; puis nous nous mettons en devoir de nous

entendre. Je connaissais Joseph. C'est un assez
jeune homme encore, quasi premier ministre du
nouveau chef de sa tribu, et bon chrétien. Nous nous
comprîmes assez pour que j'aie pu lui donner le
Saint Viatique, faire réciter le chapelet en action
de grâces par les bonnes femmes et les quelques
hommes catholiques qui étaient survenus, enfin
rassurer la famille et le malade, qui de fait n'en
est pas mort. Comme la foi est vraie et profonde
chez ces bons Indiens ! Je vous assure que j'étais
pénétré de dévotion, tout en me sentant bien
triste de ne pouvoir rien dire ni rien faire, faute
de savoir ce redoutable langage indien.

Enfin je me mets en route pour le retour, seul
cette fois, et par un autre chemin, dont je ne connaissais que la direction générale, toujours sous
bois. Nous galopons, galopons, galopons. La nuit
aussi galope. J'aurais bien voulu qu'elle me laissât
le loisir d'atteindre au sommet d'un haut plateau,
Five Miles Prairie, la cabane d'un Français de
France, à qui j'avais l'intention de demander un
souper et l'équivalent d'un lit. Mais je venais
justement de gravir la montagne, il me restait un
ou deux milles à faire à travers champs, quand
d'épaisses ténèbres m'enveloppent complètement.
Point la moindre lueur. Point d'étoiles non plus...
les nuages avaient monté avec la nuit. A l'ouest
une faible clarté au-dessus de l'horizon. J'invoque
mon bon ange et cherche à voir une lumière, qui
ne se montre nulle part : nous arrivons presque
en tâtonnant à une barrière. Je descends de

cheval, ouvre la barrière, passe et me mets en devoir de la fermer. Une des barres résiste ; je tire avec force, elle vient subitement, je tombe ; mon cheval prend peur, casse une courroie de sa bride, qu'heureusement je ne lâche pas, me traîne à deux ou trois mètres sur le sol labouré, et se calme enfin aux accents de ma voix flatteuse et suppliante. Impossible de remonter, puisque je ne pouvais plus ni guider ni retenir avec une bride rompue. Je m'oriente au jugé et me voilà tirant ma bête, heureusement fatiguée, plongeant dans les trous, buttant contre les mottes et les pierres. Par moments je croyais voir une lumière, puis je ne voyais plus rien. J'avais un peu faim, un peu envie de dormir ; j'étais un peu rompu, un peu écorché. Finalement je parvins à trouver une ferme ; ce n'est pas la bonne ; mais celle-ci n'est pas loin et on me met sur la voie. Chez mon Français je trouve trois hommes au lieu d'un. Le brave homme, enchanté, ce semble, m'offre les restes de leur souper, des pommes de terre bouillies, des tranches de lard grillées, du pain et du thé. Notre unique lampe était une bonne bûche qui flambait dans l'âtre. La question du lit se présente. On veut me faire l'honneur de coucher par terre dans l'unique appartement où mes trois hôtes vont dormir ; j'insiste pour être admis dans l'écurie, où j'aurai l'avantage d'être seul. L'écurie est faite en tronc d'arbre, les entre-deux ne sont pas bouchés ; mais M. Foinette (c'est le nom de mon Français) arrange un trou dans la paille ;

j'ôte mes bottes ; j'étends sur moi ma couverture, le tout bien entendu après avoir achevé à genoux sur ma paille, dans mon étable, toutes mes dévotions du soir, et je m'endors au doux murmure du vent et de la pluie. Je ne saurais vous dire combien j'étais heureux. Le lendemain matin j'ai fait deux baptêmes d'enfants dans une maison voisine, et la mère, une protestante, m'a promis de se faire catholique dans quelques mois.

Spokane-Falls, 13 décembre 1884.

Ces temps derniers, la providence du bon DIEU s'est manifestée à moi en plusieurs occasions d'une façon qui m'a bien frappé et qui a augmenté beaucoup ma foi, ma confiance et ma reconnaissance. Voici les petits traits auxquels je fais allusion : Un jour j'étais allé à 6 ou 7 milles d'ici dans la campagne pour arranger un mariage. Je ne trouve pas mes gens. Comment occuper les quelques heures qui restent libres ? Il y a bien là-bas telle famille. Un mari baptiste ou méthodiste, une femme qui s'était dite épiscopalienne, mais élevée dans un couvent catholique, bien au courant de la religion catholique et qui avait accepté pour les enfants catéchisme et médailles ! Cependant il était tard et c'était loin. Je prie mon bon ange, laisse trotter mon cheval, et tout en hésitant j'y vais. Le mari était absent. Nous avons, la pauvre femme et moi, une conversation ; elle me dit un peu de ses peines, je lui parle du Ciel où il n'y en aura plus ! « Ah !

le Ciel n'est pas fait pour moi. Je suis trop mauvaise : » — « Que dites-vous là, grand DIEU ! »
— « J'avais voulu être religieuse, mon père m'en
a empêchée. » — « Religieuse ! vous protestante ? » — « Je me serais convertie pour cela...
Deux de mes enfants ont été baptisés par un
prêtre catholique, deux autres par un ministre
méthodiste ; le dernier ne l'est pas encore. »
Enfin, je me lève pour partir. « Je crois, lui dis-
je, que vous comprenez suffisamment que vous
devriez être catholique ; mais vous n'êtes pas
assez forte pour vous y décider. Priez beaucoup ! »
Il faut vous dire que pendant tout le temps de
notre conversation, cette femme, entourée de ses
cinq petits enfants, m'avait constamment regardé
d'un regard fixe auquel je ne comprenais rien.
Tout d'un coup l'idée me vient : « Voulez-vous
une médaille de la Sainte Vierge ? Tenez, voici
la médaille miraculeuse. » Elle ne l'avait pas
dans la main que la voilà toute bouleversée qui
me dit avec agitation : « Que diriez-vous si je
vous disais que je suis catholique ? » — « Je
vous dirais : Passons dans l'appartement voisin ;
nous allons arranger cela. » — « Mon mari m'a-
vait défendu de vous le dire ; je suis catholique. »
— « Alors entrons ici. » Elle laisse ses enfants
et me suit. Et puis voilà les larmes, les sanglots,
et après quelques minutes la paix et la joie.
Séance tenante je baptise le *baby*, et sous condition les deux petits méthodistes, puis je m'en
vais vite, dans l'ombre qui s'étend sur la terre,

bénissant ma bonne Mère et le bon DIEU. Mais qn'allait dire le mari ? Pendant plusieurs jours cette pensée me préoccupa. Un beau samedi matin, à la messe, je prends la résolution d'aller le soir même dans ce pays, et d'y réunir le lendemain les catholiques pour entendre la messe précisément chez le mari de ma convertie, à moins qu'il ne me mette à la porte. Je pars par un chemin que je n'avais jamais suivi ; j'arrive à un point où il faut quitter la route et traverser, sans chemin tracé, un immense plateau, ondulé absolument comme la mer au large. J'étais engagé entre ces vagues quand un épais brouillard m'enveloppe. Où vais-je ? Je n'en sais absolument plus rien. Alors je prie mon bon ange et laisse mon cheval aller. Nous marchons longtemps. Enfin voici la forme d'une maison. C'était précisément la maison de ma convertie. J'entre ; le mari me reçoit bien ; il était toutefois un peu embarrassé. Nous convenons que la messe aura lieu dans sa maison ; puis nous avons une confidence le mari et moi. Il était satisfait de tout. La bonne Sainte Vierge n'avait pas fait les choses à demi. Ce soir-là et le lendemain matin, j'ai traversé trois fois dans le même brouillard la plaine immense ; j'ai dû deux fois de plus à mon bon ange de retrouver mon chemin perdu ; j'ai couché par terre dans la maison de poutres et de boue d'un vieux garçon ; j'ai eu froid ; mais nos catholiques sont venus assister à la messe et le bon JÉSUS s'est donné dans la communion à notre Madeleine.

« Combien de fois, me disait-elle, quand j'étais seule, presque désespérée, ai-je enfermé mes enfants dans cette chambre et, me jetant à

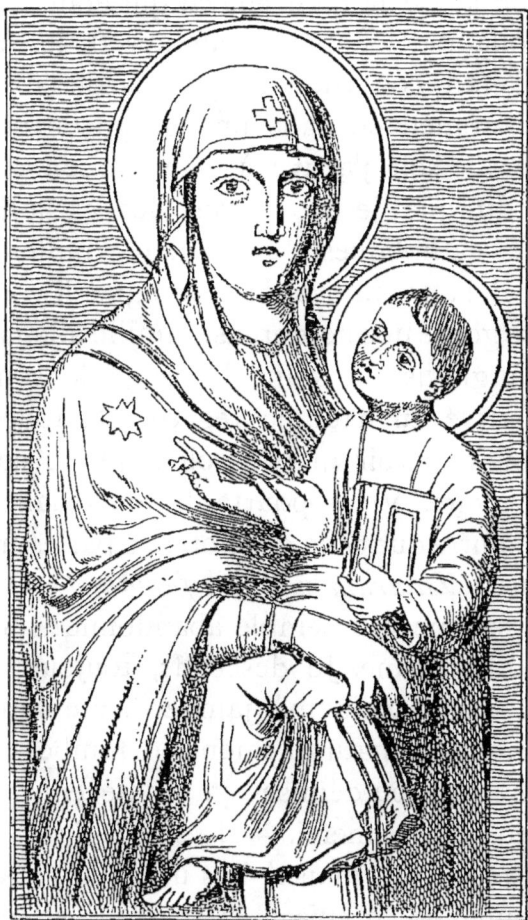

La Sainte VIERGE, peinte par saint Luc.

genoux dans cette autre, ai-je prié la Sainte Vierge d'avoir pitié de moi! Toujours il me semblait entendre comme une voix qui me disait : Prends courage, tout finira bien ! »

La semaine suivante je faisais une nouvelle
chevauchée. Arrivé vers midi à la maison où je
devais dire la messe le lendemain, je prends un
bon dîner, laisse là mon cheval qui était fatigué,
et me voilà parti à pied pour avertir les catholiques. C'était l'occasion ou jamais de faire une
superbe promenade dans une gorge de montagnes. Vers le soir j'arrive à une maison où l'on
m'avait dit que je trouverais des catholiques.
Point de catholiques ; mais deux milles plus
loin, par delà la cime de la montagne, il y a dans
une autre gorge une nombreuse famille allemande.
Me voilà gravissant dans la neige le sommet
voisin. Arrivé au haut, je regarde de tous mes
yeux, sans rien voir que le soleil qui se couche
dans sa gloire. Voici pourtant, mais dans une
direction autre que celle dont on m'a parlé, un toit
qui fume : « *Villarum culmina fumant !* « Devant
moi une cabane qui semble abandonnée. Allons
d'abord à la cabane. Je descends, toujours dans
la neige. Bon ! voilà ma jambe droite dans un
trou de renard ; naturellement je tombe. Si j'ai
la jambe cassée ou démise, ça va devenir tragi-
que. Rien, DIEU merci. — Je suis à la cabane.
Pas un être vivant ; mais là-bas une autre maison.
— En route ! — Je suis à la maison : abandonnée ! ! — Il est temps de se rendre à la villa qui
fume. — J'y suis. — Ce ne sont pas mes gens ;
mais ce sont des catholiques cependant ; je leur
donne avis pour le lendemain ; ils me mettent
dans mon chemin, et me parlent d'une maison

que je trouverai sur le chemin, la maison d'un
certain Mac... quelque chose. « Mac ! ! ce doit
être un Irlandais, par conséquent un catholique. »
J'arrive un peu plus tard que la nuit chez le sus-
dit Mac catholique ! il l'avait été ! ! Mais voilà
sa femme qui m'apprend qu'elle a reçu, il y a
quelques années, la visite d'un Père, que ce Père
avait laissé un catéchisme et promis de la baptiser quand il la reverrait. Je la questionne ; elle a
appris son catéchisme, assez du moins pour être
baptisée, et témoigne un grand désir d'être catholique. Il est convenu que le lendemain, après la
messe, à laquelle elle ne peut venir assister, je
reviendrai chez elle pour la baptiser. Enfin, à la
nuit close, je tombe au milieu de l'unique appartement, où s'ébattent six ou sept charmants
enfants sous les yeux de leur grosse bonne
femme de mère. C'est ma famille allemande, qui
se trouve être surtout irlandaise. Réception
enthousiaste ! Catéchisme aux enfants ; il est
entendu que le lendemain deux d'entre eux
feront leur première Communion ! Puis bon souper, bonne prière du soir en commun, et ! ! ! où
coucher ? J'ai eu beau protester, il a fallu prendre
le grand lit, séparé par une cloison du reste du
dortoir. La maman était dans un coin sur une
couverture avec ses deux petites filles, les garçons se sont arrangés qui sur un lit, qui par terre,
et nous voilà tous partant pour le pays des rêves.
Mais la nuit en famille n'est pas sans incidents.
La plus petite fille avait trop mangé ce soir-là,

en mon honneur sans doute ; de là une indiges-
tion à laquelle toute la chambrée a dû prendre
part. Plus avant dans la nuit, il a fallu rallumer
le poêle. Vers le matin, les chiens ont aboyé et
les garçons ont dû aller voir de quoi il retour-
nait. Enfin au petit jour j'ai pris mon bâton, et le
sentier dans la montagne. Au bout de deux heures, ma méditation faite, mon bréviaire dit, je
reparaissais au lieu du rendez-vous général.
Trente catholiques et un protestant. Sermon. Six
communions dont deux premières ! La compensation était plus que suffisante. Et le soir je bap-
tisais ma convertie, dont la foi et la vraie piété
m'ont beaucoup édifié. « Comme je me sens
mieux maintenant ! » soupirait-elle après son
baptême. Maintenant elle continue d'étudier son
catéchisme avec les six ou sept petits enfants
de ses voisins. A huit heures et demie du soir,
après une longue descente des montagnes dans
une gorge pittoresque à travers d'épaisses forêts
assombries encore la nuit, j'arrivais tout heureux
à notre cabane. En ce moment (14 décembre
1884) je reviens de baptiser une pauvre femme à
qui jamais personne n'avait parlé de religion,
pas même un mot, dit-elle, avant que le hasard,
c'est-à-dire la providence infiniment miséricordieuse du bon DIEU, me l'ait fait rencontrer un
beau soir sur le chemin d'ici à Spokane. Un de
ces jours j'espère, si le diable n'intervient pas
par ma faute, baptiser une protestante, l'âme la
plus droite peut-être et la plus loyale que j'aie

jamais rencontrée. Une autre, bien bonne aussi,
m'a dit à deux reprises qu'elle veut être baptisée ; et un jeune homme bien près du royaume
de DIEU semble au moment de se laisser prendre dans les filets du bon DIEU. Dernièrement
encore j'avais le bonheur de baptiser la femme
d'un catholique et ses deux enfants. Tout cela
c'est de la pêche à la ligne ; mais je suis tout
confondu de voir que le bon DIEU se soit servi
de moi pour ramener ces âmes dont il a eu pitié.
Ou plutôt quoi d'étonnant ? La misère de l'ins-
trument fera mieux ressortir au jugement général
la puissance de l'auteur.

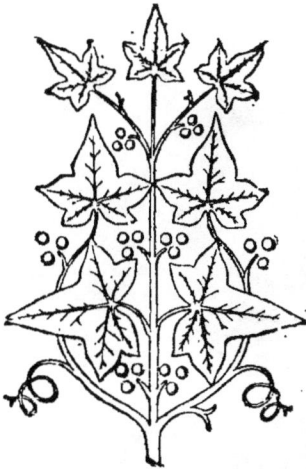

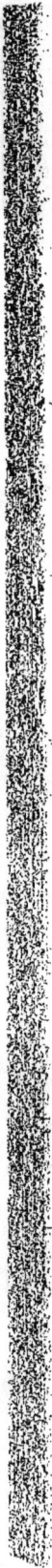

AUGUSTE RUELLAN.

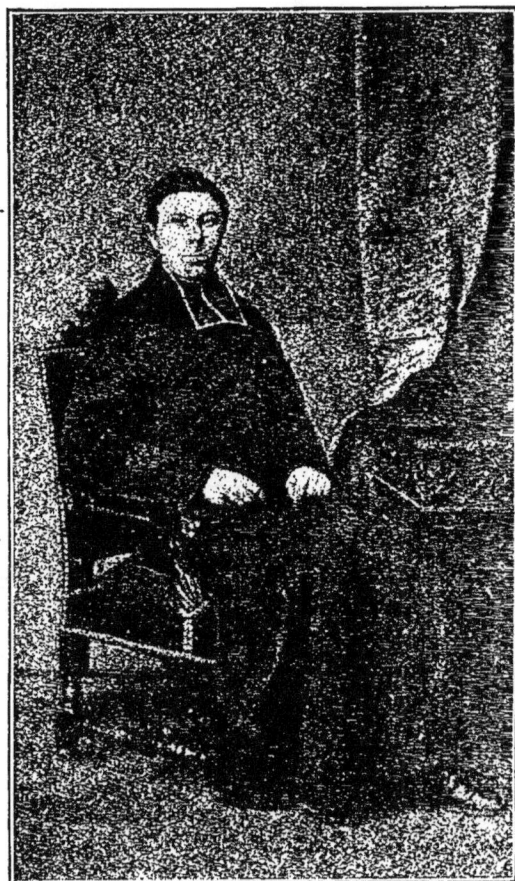

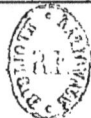

R. P. Auguste RUELLAN.

Auguste RUELLAN

NOTICE

par le Père LOUIS RUELLAN.

Uguste RUELLAN naquit à Saint-Malo le 21 janvier 1836. Son père, issu d'une famille patriarcale, pleine d'honneur et de foi, avait épousé la fille d'un riche négociant de Saint-Malo, chrétienne comme lui, et capable de porter les épreuves que DIEU ne leur ménagea pas.

Auguste fut l'aîné de huit enfants. Rien à dire de ses premières années ; sa riche nature ne commença guère à s'épanouir qu'au collège, où ses vertus naissantes firent entrevoir, dit-on, la vocation religieuse et sacerdotale qu'il devait suivre un jour. La ferveur singulière avec laquelle Auguste s'approcha pour la première fois de la Table Sainte confirma ces espérances.

Peu de temps après, M. Ruellan, au milieu même d'une réunion des membres de la Conférence de Saint-Vincent de Paul, qu'il présidait, fut frappé d'une attaque d'apoplexie et mourut.

---

1. Le Père Louis Ruellan partit pour les Montagnes Rocheuses avant d'avoir donné la dernière main à cette notice. Nous l'offrons néanmoins au lecteur ; tout inachevée qu'elle soit, elle contient pourtant, croyons-nous, quelques éléments d'édification et d'intérêt.

« Notre père, écrivait Auguste, fut appelé à DIEU dans la force de l'âge ; mais aussi dans la force et le plein exercice de la charité. »

Trop tôt privé des leçons et des exemples de son père, notre écolier continua néanmoins d'être encore pendant quelques années un bon et pieux enfant. Il se livrait avec entrain à l'étude ; il contentait ses maîtres et sa mère ; son cœur était à DIEU. Mais, dans ce cœur, DIEU avait des ennemis : les passions, déjà prêtes à engager la lutte ; l'occasion seule manquait. L'occasion, paraît-il, fut, comme il arrive souvent, une amitié particulière. Auguste se lia donc avec l'un de ses condisciples. Sensibilité, esprit d'originalité et d'aventure, tout ce qui constitue le tempérament d'artiste, impressionnable, entreprenant, facile à séduire par les applaudissements et l'estime, mais rebelle à la contrainte : tels étaient les traits communs des deux amis. Ainsi faits, ils devaient, ou être victimes de l'esprit de sensualité et d'indépendance, ou s'établir par la victoire dans l'habitude de cette fierté qui ne veut pas de gloire humaine, de cette ardeur qui ne s'éprend que du bien. Ils furent victimes, pour un temps. Aussi, durant leurs dernières années d'étude, se prirent-ils à se dégoûter du collège comme d'une prison, rêvant à l'heure de la délivrance.

A peine libre, il le croyait du moins, Auguste, impatient de jouir, partit pour Marseille. Sa mère désirait qu'il se mît au courant des armements maritimes. Une famille honorable voulut bien

l'accueillir. Il y trouvait, avec les connaissances
pratiques que donne une longue expérience des
affaires commerciales, toutes les habitudes de la
vie chrétienne et toutes les traditions de l'honneur.
Là régnaient le respect et l'amour austère du
devoir, plus peut-être que l'aimable liberté des
enfants de DIEU. Auguste ne comprit point la
vertu sévère. La tentation vint et prit au contraire des traits aimables ; il fut séduit et tomba.
Dans quelles circonstances et jusqu'à quel point ?
nous l'ignorons ; nous savons seulement qu'à
vingt ans Auguste avait cessé de pratiquer sa
religion.

Lorsqu'il fut de retour à Saint-Malo, rien ne
l'empêcha plus de se laisser entraîner à cette vie
que l'indulgence intéressée des hommes se con-
tente d'appeler mondaine, mais que la raison
éclairée par la foi ne peut que flétrir et pleurer.
La prudence de sa mère épargnait au jeune
emporté les reproches et les plaintes, ou du moins
savait en mesurer l'amertume. Ses frères et ses
sœurs ignoraient heureusement qu'il eût cessé
d'être chrétien et respectaient en lui quelque
chose de l'autorité paternelle. Ainsi libre d'en-
traves et sans frein, il cédait à l'attrait des plaisirs
et des succès de salon. Qu'on nous permette de
le présenter tel que le monde l'aimait alors.

Auguste était grand, naturellement distingué
dans ses manières, irréprochable dans sa tenue
et fort soigneux de faire ressortir ses avantages
personnels. Son visage n'était point beau, mais

il était expressif. Le regard pénétrant de ses
petits yeux noirs donnait à sa physionomie l'expression de la malice et de la fierté tout ensemble.
Quant à son caractère, sérieux au fond, il ne le
paraissait guère. Auguste était bouillant, facilement provocateur et mordant. Avec cela beaucoup d'esprit, de verve et de gaieté, au moins de
cette gaieté bruyante et nerveuse qui a besoin,
pour naître et s'exciter, du succès lui-même ou
de la certitude de l'obtenir. Le cœur du moins
était bon, plein de générosité et d'honneur, capable de tous les dévouements ; mais, hélas ! la
vanité le rendait alors bien petit. Chanter, danser,
mettre en train des jeux, organiser et conduire
des fêtes, des parties : c'était à surpasser les
autres dans ces petites choses que le pauvre
Auguste avait réduit son mérite.

Il réussissait. Partout on voulait recevoir un
aussi aimable cavalier ; partout on témoignait
qu'on acceptait sans peine l'espèce d'empire qu'il
aimait à prendre. On ambitionnait son appro-
bation, on briguait ses sourires. Ceux-là mêmes
qui, plus réservés et plus chrétiens, ne pouvaient
se faire illusion, n'étaient point à l'abri de l'espèce
de séduction qu'il exerçait. Aussi bien il avait
l'âme assez grande pour ne point mépriser la
vertu. En face d'elle, il dépouillait sans peine ce
masque de mondanité et laissait reparaître, sans
que sa gaieté et son esprit y perdissent rien, toute
sa délicatesse et sa distinction.

Le même jour que, monté sur un breack

attelé de quatre chevaux, un voile vert flottant
sur une coiffure extravagante, il accompagnait
au champ de courses une bande de joueurs en
fête, on l'avait vu, dans une famille sérieuse et
chrétienne, se concilier toutes les sympathies par
une conversation aussi pleine de convenance
que d'aimable gaieté.

A Saint-Malo, les Petites-Sœurs des Pauvres
se rappellent qu'il les recevait bien. Un jour qu'il
devait aller au bal, il leur fit l'aumône plus largement : « Je vais m'amuser ce soir, leur disait-il,
il est juste que je contribue à faire d'autres heureux. »

Enfin, dans l'intérieur de la famille, sa présence
ne troublait point la paix harmonieuse qu'entre-
tenait la piété, et si le cœur d'Auguste avait des
préférences, c'était pour ceux-là précisément dont
la conduite semblait le condamner davantage. Il
animait les entretiens de propos spirituels, de
saillies, de nouvelles merveilleusement inventées
sans qu'aucune objection pût mettre en défaut
sa présence d'esprit ou déconcerter son sang-
froid, jusqu'au moment où sa fraude se trahissait
par quelque originalité plus piquante.

Cet Auguste-là plaisait. Le monde l'aimait de
cet amour égoïste qu'il donne à ses complaisants.
Les gens de bien qui honoraient la famille d'Auguste, les nombreux parents qui conservaient avec
lui de bonnes relations, ses frères, ses sœurs et sa
mère, l'aimaient d'un amour véritable, amour
attristé, inquiet, pourtant mêlé d'espérance, car ils

l'avaient compris. Et de fait, son esprit n'était pas
toujours fermé aux réflexions sérieuses. Arrivait-il
qu'une circonstance quelconque l'éloignât du tour-
billon où il s'agitait, le remords le pénétrait, ou
du moins la lassitude, et il venait à douter que le
bonheur fût où il le cherchait. Chaque année, pendant les quelques mois qui séparent la saison des
bains de mer de celle des bals et des fêtes de
l'hiver, dans le calme complet où il se trouvait,
les pensées graves s'imposaient à leur tour. Alors
on le voyait plus souvent au foyer de sa mère.
Plus de veilles mondaines, mais des causeries
pleines d'intimité et d'abandon, ou des lectures
sérieuses entreprises, sinon menées à terme, dans
le cercle de la famille. Et pourtant, l'hiver venu,
les vieilles habitudes reprenaient leur cours et les
folies se multipliaient.

Mais Dieu, qui voulait conquérir cette âme
qu'il avait faite avait de grandes choses, préparait
de loin et imperceptiblement une conversion
éclatante.

Une mésaventure commença de dégoûter Auguste de sa dissipation. Un soir qu'il revenait du
cirque avec une bande bruyante, sa canne heurta
par hasard la corde d'un réverbère, qui tomba.
Toujours empressé à se faire remarquer, notre
héros repousse et brise du pied la lanterne. C'est
le signal d'un tapage. On accourt au bruit. La
troupe se disperse et s'en va dormir, sans plus
songer à cet incident. Cependant on apprend le
lendemain qu'un procès-verbal sera dressé, accu-

sant du vacarme et des dégâts non le principal
auteur, mais un de ses amis, qui seul avait été
reconnu. Auguste se dénonça. Une amende ne
parut pas suffisante : la prison fut estimée plus
salutaire ; et il ne fallut rien moins qu'un recours
en grâce pour en épargner la honte au coupable.

La leçon fut comprise. Auguste sentit qu'au
bout de la route qu'il suivait si follement était le
déshonneur peut-être, à coup sûr le désenchante-
ment et le vide.

Les réunions bruyantes ne l'attirèrent plus
autant, et, sans les éviter tout à fait, il leur préféra
désormais l'immensité de la mer et sa solitude.
Le goût de l'extraordinaire l'y suivit bien un peu.
Une simple promenade dans la journée eût été
trop vulgaire ; c'était avant le jour qu'il partait,
ou bien après la nuit close qu'il rentrait au port.
Son imagination et sa sensibilité ne se calmèrent
point à ce régime, mais trouvèrent un aliment
plus noble. Les spectacles de la mer étaient meilleurs à contempler que l'éclat des fêtes mondaines.

Auguste songea beaucoup dans ses courses
aventureuses ; mais il est probable qu'il réfléchit
aussi, et que DIEU, qui le suivait dans sa barque
au large des côtes, parla plus d'une fois à son âme
éveillant sa conscience endormie, ou rappelant
à sa mémoire la paix d'une enfance chrétienne
Il dut, lui qui n'avait pas perdu la foi, comprendre
ou du moins entrevoir ; mais il ne voulait pas
encore. Notre-Seigneur envoya un nouveau mes-

sage de son amour. Il l'avait humilié ; il voulut
l'attirer en lui montrant sous des traits aimables
la vertu chrétienne et religieuse. C'était le prendre par son faible, par le cœur. Il arriva donc qu'un
Père de la Compagnie de JÉSUS, de passage à
Saint-Malo, demeura quelques jours dans la
famille d'Auguste. La politesse affable du religieux le charma ; il ne parla plus que du Père ; et
comme une femme du monde lui disait un jour :
« Je ne puis comprendre que, dans la brillante
position où se trouvait ce Père, il lui soit venu
à l'idée de se faire Jésuite ; » et, d'un ton léger :
« Comprenez-vous cela, vous ? » — « Je le comprends et je l'admire, » répondit-il presque solen-
nellement. Il avait compris cette fois ; il admirait ;
restait à imiter. La pensée lui en vint-elle ? Le soir
du jour où ce Père quitta ses hôtes, Auguste, au
milieu des siens, faisait son éloge : « S'il était resté
huit jours de plus, ajouta-t-il, je me faisais Jésuite. »
Un éclat de rire général accueillit cette réflexion,
tant on entrevoyait peu la possibilité d'une pareille
conversion. Pourtant le Père parut avoir deviné
cette âme ; il aima cette nature ardente, et il
comprit que, sous des dehors parfois joyeux, se
cachaient la souffrance et l'angoisse. C'en fut assez
pour faire naître en lui une affection surnaturelle
qui seconda merveilleusement les desseins de la
Providence : « Monsieur, dit-il à Auguste au moment du départ, j'espère que, si vous passez à Laval,
où je vais résider, vous me ferez le plaisir d'une
visite. » — « Je vous le promets, mon Père ; » et,

ce disant, le nouvel ami pressait la main de son
hôte avec un frémissement révélateur.

Cependant les efforts de la grâce se multi-
plièrent. Peu après ces événements, le plus jeune
frère d'Auguste s'en allait à Sainte-Anne d'Auray
acquitter un vœu qu'il avait fait pour obtenir son
admission à l'école polytechnique. Le Père X...,
celui-là même dont nous venons de parler, avait
été pendant l'année précédente en rapport avec
le jeune polytechnicien, et peut-être avait deviné
le vif désir qu'il avait conçu de ramener à DIEU
son frère aîné. Ils devaient se rencontrer à Sainte-
Anne. Auguste accepta avec empressement l'offre
qui lui fut faite d'accompagner le pèlerin. Il était
toujours prêt quand il s'agissait d'une excursion ;
puis il n'était pas fâché de se retrouver pour un
jour ou deux en compagnie de l'aimable Père.
D'ailleurs, nulle pensée de dévotion, tout au plus
une légère impression de trouble en songeant
aux nombreux miracles de la bonne sainte Anne.
Ils partirent. Le Père fut fidèle au rendez-vous.
On se revit avec grande joie. Auguste suivit ses
deux compagnons à la sainte chapelle et fut
témoin de leurs prières ; c'était quelque chose.
Puis on prit une voiture, et l'on s'en alla par les
chemins solitaires visiter la Chartreuse, Auray, le
Champ des Martyrs. Quelques avances délicates
du jeune religieux, l'invitation plusieurs fois répé-
tée de chanter quelqu'un des jolis airs entendus
autrefois à Saint-Malo, les charmes d'une conversation où l'esprit d'Auguste était compris et

applaudi, l'absence calculée de toute allusion, de toute personnalité, enfin la franche et simple gaieté, les attentions aimables, les douces plaisanteries, tout achevait de séduire le jeune mondain, que du moins la vertu n'effarouchait plus. Nous verrons ailleurs ce que sainte Anne faisait de son côté.

Il fallut enfin se quitter ; mais on se promit de nouveau d'avoir à Laval l'entrevue projetée. Ces faits se passaient en septembre 1865 ; Auguste avait alors près de trente ans. Au mois d'octobre de la même année, le futur officier devant entrer à l'École, Auguste se décida à l'accompagner encore, et l'on convint de s'arrêter un jour à Laval pour tenir la promesse faite et renouvelée naguère.

Nous laisserons désormais autant que possible la parole à Auguste lui-même, car ici commence une série de lettres que sa famille conserve avec un pieux respect ; et l'on verra bien, à les lire, que nous n'avions rien de mieux à faire que de les citer. Voici le récit qu'il fait à sa mère de sa visite à Laval.

« Paris, 23 octobre 1865.

» Ma chère Maman,

» Arrivés le soir, suivant notre programme, nous avons trouvé à l'hôtel quelques lignes de cet excellent Père X..., pour nous souhaiter le bonsoir et nous annoncer sa visite matinale du lendemain. A six heures et demie, en effet, il était dans nos chambres, et nous remettait le plan de

campagne pour la journée. Nous partîmes pour
la messe à la chapelle des Pères, et, après le déjeuner, une modeste carriole nous conduisait en un
monastère de la Trappe, la Trappe que depuis si
longtemps je désirais connaître. On ne pouvait
me choisir une partie qui fût plus de mon goût.
Quelles impressions j'en ai rapportées ! Je suis
encore tout bouleversé quand j'y pense. Mais tran-
quillisez-vous ; si j'avais jamais eu le désir d'y
entrer, il serait bien passé, et pour toujours !

» A notre arrivée, le petit guichet de la porte
d'entrée s'est ouvert, et une mauvaise figure, portant une barbe rare et inculte, s'est présentée, recou-
verte d'un capuchon de bure, qui laissait entrevoir la tête rasée d'un galérien. Je ne saurais vous
dire l'impression que produit cette première appa-
rition. C'est fantastique et saisissant. Puis la porte
s'est entr'ouverte : et le bon Frère a commencé des
salamalecs, donnant une haute idée de la souplesse
de son épine dorsale ; il manifestait même l'intention de se jeter à plat ventre devant nous à
cause de la présence du Père ; mais celui-ci lui a
refusé cette satisfaction en lui disant qu'il n'était
pas prêtre. Alors, sans nous dire un mot, et recom-
mençant à chaque instant ses profonds saluts, il
nous a conduits au Père hôtelier. Les Frères sont
habillés de bure ; les Pères sont tout de blanc
vêtus.

» Le Père Abbé est venu ensuite nous saluer ;
il est fort bien.

» Mais quelle vie, mon DIEU ! et quel courage

et quelle foi il faut pour s'y engager ! C'est affreux, et je préférerais être enterré vivant ; ce serait plus vite fini... Je suis sorti de là le cœur navré et sous l'empire d'une émotion profonde. Je ne trouve pas que ce spectacle soit propre à exciter la foi d'un homme du monde. On admire assurément la force de ces hommes ; on se sent confondu devant leur courage ; mais d'un autre côté on se dit : Est-ce un DIEU de paix et d'amour qui peut condamner ses créatures à de si cruelles pratiques ?... »

Cette lettre est encore de l'Auguste que nous connaissons.

L'espèce de blasphème au DIEU de paix qui condamne ses créatures à de si cruelles pratiques, montre comme il comprenait peu les joies profondes et douces de la souffrance endurée pour JÉSUS et avec lui.

Dans quelques jours tout sera changé.

A peine arrivé à Paris, Auguste recevait la lettre suivante :

« Laval, maison Saint-Michel. — Dimanche.

» Mon cher ami,

» Permettez-moi d'abord de vous nommer ainsi ; j'ai besoin de m'assurer et ce titre et la chose qu'il exprime, pour m'encourager à la démarche que je tente.

» J'ai à peine le temps de vous tracer un mot avant le départ du courrier, mais je voudrais qu'il fût le plus persuasif du monde, car j'ai rarement eu chose plus à cœur que celle que je vais vous demander ; et comme aussi je veux qu'il soit franc, clair, point jésuite dans le mauvais sens du terme, le voici tout net : Voulez-vous faire deux ou trois jours de retraite ici à votre retour de Paris ? — Il est lâché ! Il y a quinze jours qu'il me pèse. S'il vous fait autant de bien qu'il m'en cause de vous l'envoyer, vous ne m'en voudrez pas, et vous me répondrez un bon *oui* qui me remplira de joie. Sinon, ne vous en prenez qu'à vous-même, Auguste.

» Pourquoi me demander à plusieurs reprises si nous prenons des retraitants, et me faire d'autres questions analogues qui m'ont donné à penser ? Voilà à quoi l'on s'expose.

» Rien n'est plus loin de mon idée que de vous croire perverti, certes. J'ai pu constater que votre cœur est plein de foi. Cela prouve-t-il que vous pratiquez ? (pardonnez-moi d'aborder ainsi la question en face, mais l'on s'aime ou l'on ne s'aime pas, et quand on s'aime véritablement, il faut se le prouver) c'est ce que j'ignore et ce que vous savez seul. A... ne m'en a rien dit, parce qu'il n'en sait rien non plus, je crois, et que, le sût-il, vous êtes son aîné. Je suis porté à croire deux choses : d'abord, que vous avez laissé la pratique ; puis, que vous êtes tenté d'y revenir pour la vie.

» Si je me trompe, ne continuez pas à lire ; si je suis dans le vrai, alors, mon bon et cher ami, venez. Le bon DIEU vous attend, et personne ne

peut savoir s'il attendra longtemps. Vous avez
mon âge. C'est une époque dans la vie, trente ans.
On arrive au haut de la colline, et l'on regarde
derrière soi, car vraiment l'on ne montera plus
guère. N'est-ce pas l'heure aussi où, comme vous
le chantez si bien, les années emportent toutes les
fleurs fanées, où, sachant qu'on touche à l'automne
de la vie, la main se porte instinctivement dans
les branches pour y chercher des fruits ? Faites
donc une halte, Auguste, et, pendant quelques
heures, dans le silence de votre âme recueillie,
parlez un peu à DIEU de vous-même, de votre
passé, pour qu'il en efface ce qui vous peine, de
votre avenir, pour qu'il le sauvegarde. N'ayez
nulle crainte ; ce ne sera pas si dur que le diable
vous le prédit ; je ne puis vous promettre ni bon
lit, ni bonne table, ni joie bruyante, mais je sais
que vous ne tenez pas à ces choses. Et je vous
garantis dans le P. de C.... un excellent confesseur, dans ces trois jours de retraite un temps
précieux qui ne vous semblera pas perdu à l'heure
de la mort, et dans celui qui écrit ces lignes et se
tiendra à votre entière disposition du matin au
soir, un ami bien sincèrement attaché pour la vie
et, je l'espère, pour l'éternité. »

Voici la réponse :

« Paris, jeudi 2 novembre.

» Mon cher Père,

» C'est hier soir seulement qu'A.... m'a remis

votre lettre, au moment où je lui faisais mes adieux, et entre nos deux derniers baisers.

» DIEU soit loué ! vous avez tout deviné, et, à l'impression profonde que m'ont causée vos lignes, j'ai compris que vous avez dû bien prier avant de les écrire, et depuis qu'elles sont tracées. Ce n'est pas là l'impression que peuvent produire de simples lettres, quand elles ne sont pas appuyées d'une grâce d'en haut. J'ai compris dans ce moment la chute de l'Apôtre sur le chemin de Damas. Rien ne pouvait, en effet, mieux répondre aux idées qui, depuis un mois particulièrement, m'obsèdent sans cesse ; et je suis resté véritablement atterré de cette coïncidence entre mes impressions et le sentiment qui vous a poussé à une démarche que, dans tous les cas, je ne pouvais manquer d'apprécier.

» Si vous saviez combien de fois, dans cette dernière journée passée près de vous, mon secret a été sur le point de m'échapper ! Je voulais vous dire, dans ces deux ou trois moments où nous sommes restés seuls ensemble, l'état de mon âme inquiète et souffrante ; et dix fois j'ai été sur le point, ne pouvant tout vous dire, de vous demander du moins vos prières et celles des personnes qui vous entourent. Ce vœu était encore sur mes lèvres à notre dernier serrement de main à la gare, et je ne sais quelle sotte crainte l'y a retenu jusqu'au bout.

» Vous avez donc tout compris ! Est-ce possible ?... Moi qui me croyais impénétrable comme la tombe ! Je n'en reviens pas ! Cette inquiétude,

ces longs moments de distraction qui, lorsque
nous étions seuls, me laissaient à peine prendre
garde à votre conversation, tout occupé que j'étais
de vous dévoiler enfin mes pensées, vous les
aviez interprétés, vous aviez tout deviné !

» C'est de notre pèlerinage à Sainte-Anne que
date ce trouble salutaire de mon cœur, qui me
mènera, je l'espère, jusqu'à une guérison complète.
J'y allais cependant, à ce sanctuaire vénéré, plutôt
en touriste qu'en chrétien. Depuis dix ans, hélas !
époque de ma sortie du collège, la religion
m'était demeurée étrangère. Dans mes premières
années d'émancipation, lancé dans le monde avec
mes vingt ans, tout était pour moi joie et bonheur, et je me jetai dans les plaisirs avec toute
la fougue d'une jeunesse insouciante. Bientôt
tomba cette première ardeur, et, depuis plusieurs
années, des réflexions plus sérieuses me venaient
parfois à l'esprit. La vie m'apparaissait plus positive et dans sa froide réalité ; ses plaisirs me faisaient sentir souvent leur rude et effrayante ina-
nité. Puis, comme vous le dites si bien, étendant
parfois la main pour chercher les fruits, j'avais
honte de ma triste stérilité.

» Mais, hélas ! dans cette désaffection, dans ce
dégoût même des choses du monde, je n'avais
plus rien qui pût rafraîchir mon âme blessée. Je
m'aperçus que la foi me manquait, que le doute
et le scepticisme m'avaient insensiblement gagné.
A quoi me rattacher ? Je ne croyais plus, ou du
moins je doutais de tout.

» Ah ! je vous assure qu'ils sont terribles ces moments-là, et que souvent, au milieu de mes amis joyeux, j'ai porté à mes lèvres une coupe détestée sans autre motif que de m'étourdir, de me griser ; car je sentais bien au milieu de tout cela que cette vie n'était pas le terme de mon existence. Que de fois, au milieu de ces plaisirs qui fatiguaient mon corps et torturaient mon âme, j'ai envié le calme et le bonheur dont vous jouissiez, vous autres, dans votre vie religieuse ! Je sentais que vous seuls aviez compris votre but et suiviez la vérité. « Ah ! si je pouvais croire !... me disais-je souvent, rien ne me serait impossible. Avec quelle ardeur, si j'avais la foi, je voudrais embrasser JÉSUS-CHRIST et sa croix ! » et la vie religieuse m'apparaissait toujours inséparable de ma conversion.

» J'étais dans ces dispositions quand A... partit pour Sainte-Anne, et je vous dirai de vive voix le motif qui me fit surtout l'accompagner. C'était pour moi un motif pour ainsi dire tout humain, une espèce de dette d'honneur à payer ; et, en comprenant le bonheur que ressentait ma mère de me voir partir, je me disais : « Pauvre mère ! tu te trompes bien si tu t'attends à me voir revenir converti. » Toutefois là, dans ce sanctuaire si fertile en miracles, la pensée me revint de ces moments d'inquiétude qui se multipliaient chaque jour dans ma vie ; et moi, moi pécheur, moi indigne, j'osai prier ! Ma prière fut une espèce de défi à la mère de la Vierge : « O vous, lui dis-je, que l'on dit si prodigue de miracles, faites donc celui de ma conversion ! Je sais que ma voix est indigne, et j'ai souvent entendu dire que les prières de gens de ma sorte ne pouvaient monter jusqu'au Ciel. C'est égal, la confiance me gagne, et je vous prie de m'accorder la grâce d'une conversion sincère. Frappez mon esprit et touchez mon cœur ; ouvrez mes yeux à la lumière, et, en même temps que la foi, accordez-moi la grâce de cette vocation religieuse qui, avec mon tempérament, m'en semble inséparable, dans laquelle seule je vois la tranquillité sur cette terre et le bonheur dans l'éternité. »

» Ce fut là tout. Je sentis que j'enviais votre sort, à vous et à mon cher A...; mais cet excès de bonheur qui vous transportait, ne pouvait être admis de mon esprit incrédule : « C'est trop beau ; c'est trop grand ; c'est impossible ! »

» En sortant de là, je sentis une grande bonne volonté s'emparer de moi : « J'étudierai, me disais-je, je verrai. Puissent l'étude et la lecture que l'on m'indiquera changer mes idées! » Je croyais la chose impossible. J'avais compté sans la grâce, qui n'a besoin ni d'étude ni de science.

» Depuis j'ai prié souvent, j'ai prié avec ardeur, j'ai prié jusqu'aux larmes ; et si je n'ai pas senti revenir en moi la foi de mon enfance dans toute sa force naïve, du moins j'ai été touché, et, en dépit de l'esprit obscurci, le cœur a souvent parlé.

» Voilà où j'en suis, mon Père ; voilà où j'en étais quand j'ai passé à Laval, de plus en plus

troublé et inquiet ; voilà où j'en étais quand votre
lettre est arrivée, et vous comprendrez maintenant l'étonnement dont je vous parlais au début

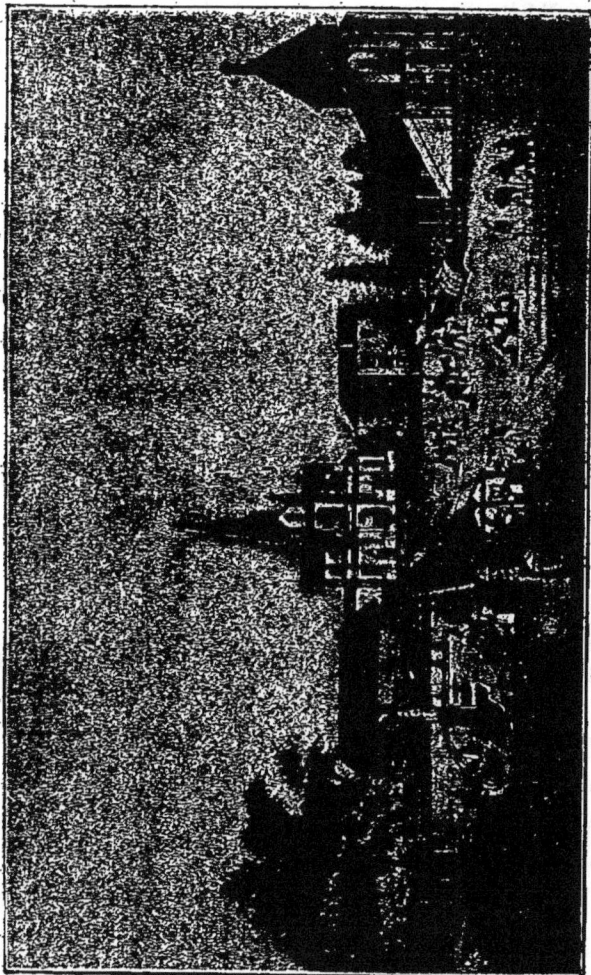

Vue de Sainte-Anne d'Auray.

de cette longue épître. Dans cet état, je me croi-
rais bien coupable si je ne me rendais à vos
sollicitations, d'autant plus qu'il m'a été impossi-

ble de n'y pas voir un effet puissant de la grâce.

» Le pauvre A... a attendu le dernier moment
pour me remettre vos lignes. Il n'osait pas, le pauvre bien-aimé ! Triste résultat de ce sourire froid
et sceptique qu'il aura quelquefois vu sur mes
lèvres. Cette crainte d'A..., cette timidité vis-à-vis
de moi m'a fait un effet que je ne puis dire ; et
dans ce moment où je me la rappelle particulièrement, des larmes viennent en foule obscurcir
mes yeux. Oh ! si je pouvais au moins l'embrasser
encore une fois, lui faire voir ces larmes qui inon-
dent mon visage, entendre ces sanglots qui me
suffoquent ! Non, deux longs mois avant de le
serrer sur mon cœur !

» Adieu, mon Père ; à demain ; je n'en puis
plus... je n'y vois plus !

Suit un billet à son jeune frère :

« Deux mots pour te serrer la main, bien cher
frère, et te dire que je m'arrête à Laval. Je crois
bien qu'il y a à mon endroit une espèce de miracle sous roche. Prie bien ; je t'écrirai de Laval.

» Mille baisers ! Que ne puis-je te les porter
moi-même !

                    » Ton tout affectionné. »

Un autre à sa mère, ainsi conçu :

« Nous partons demain matin, ma chère maman. Je m'arrête décidément à Laval. Je n'ai que
le temps de vous jeter ces lignes. Dites bien à

chacune de mes sœurs en particulier de prier beaucoup pour moi pendant tous ces jours. »

Comme il l'avait promis, Auguste, désormais fidèle à la grâce, s'arrêta à Laval pour y faire la retraite qui devait le transformer tout à fait. Nous le laissons raconter lui-même l'œuvre progressive de sa conversion, et tout d'abord, sans craindre quelques redites, nous citons encore tout entière la lettre suivante, qu'il écrivit dès son arrivée à ce jeune polytechnicien dont la tendresse délicate et la timidité touchante l'avaient si vivement ému.

« Laval, vendredi 3 novembre.

» Je t'écris au débotté, mon cher A..., car je n'ai eu hier que le temps de t'envoyer deux lignes. — Me voilà en cellule. Tu ne saurais t'imaginer l'impression que j'en ressens. Aurai-je le courage d'aller jusqu'au bout ? A chaque pas des difficultés et des obstacles se dressent devant moi et m'effraient. Tu ne comprends pas bien cela, toi ; mais tu prieras pour moi ; je n'ai d'espoir que dans les prières de ceux qui s'intéressent à moi.

» Revenons au moment de notre séparation. En entrant à l'Opéra, je n'eus rien de plus pressé que d'ouvrir cette lettre qui me brûlait les doigts, et, dès les premières lignes, je t'avoue que je fus *tué*. Sans terminer, je m'empressai de la remettre dans ma poche pour n'être pas achevé, vu ce dont il était cas.

» Comme je le disais au Père X..., l'Apôtre ne fut pas mieux renversé que moi sur le chemin de Damas. C'est que depuis notre pèlerinage à Sainte-Anne, je ressentais un trouble et une inquiétude qui me poussaient à revenir à la religion que, je l'avoue, j'avais bien abandonnée depuis des années.

» La première jeunesse passée avec son insouciance, des réflexions plus sérieuses me venaient parfois, et je sentais qu'en ce monde n'était pas le but de notre existence. Enfin, mon âme en était venue à un état de gêne et de souffrance que j'avais été cent fois sur le point de dévoiler au Père X..., à notre passage à Laval, en lui demandant ses prières. J'en étais là, inquiet et indécis, quand tu m'as remis cette lettre. Juge de l'effet ! Après un grand combat, j'ai pris un grand parti, et me voilà ici. DIEU sait comment j'en sortirai, mais le plus fort n'est pas fait.

» Dimanche, tu verras probablement beaucoup de Pères, beaucoup de saintes gens. Je t'en conjure par l'affection que tu me portes, demande-leur des prières, dis-leur de prier comme ils ne l'ont jamais fait, le cas en vaut la peine. Si tu avais été privé de la foi, mon cher A..., tu en apprécierais encore mille fois plus le prix ; tu ne sais pas jusqu'à quel point ceux qui l'ont conservée sont heureux. S'ils savaient, eux, le malheur de ceux qui ne l'ont plus, ils n'auraient pas assez de remerciements à adresser au Ciel. Eh bien ! il faut tout te dire, car tu es homme main-

tenant et tu peux tout entendre, eh bien ! cette
foi si naïve et pourtant si forte de mon enfance
a été singulièrement obscurcie par le contact du
monde et l'oubli de la religion. C'est cette foi
qu'il me faut regagner ; puis ce sont mille habitudes avec lesquelles il me faudra rompre ; et,
Satan aidant, tout cela me paraîtra monstrueux.
Mais j'ai conservé une confiance incroyable dans
la prière, et dans ce moment c'est cette confiance
qui me soutient, car je sens qu'abandonné à mes
seules forces je ne ferais rien.

» Cette démarche que je fais actuellement me
paraît inouïe ; je la considère parfois comme une
folie, et je suis tenté de croire que j'ai perdu la
tête.

» Hier donc, je me suis mis à écrire au Père
X..., et voilà que mon cœur trop plein déborda
tellement sur le papier, que je lui envoyai huit
pages, n'ayant l'intention que de le prévenir de
mon arrivée à Laval. Je lui racontai toutes mes
impressions depuis plusieurs semaines ; et à la fin
je pleurais à chaudes larmes, je n'en pouvais plus.
Cette exposition m'avait bouleversé. C'est à la
suite, les yeux encore brûlants et la tête en feu,
que je t'écrivis deux lignes. Je n'avais plus le
temps ni les forces d'en écrire davantage. J'avais
à te gronder cependant d'avoir gardé trois jours
cette lettre, et cette crainte qui t'arrêtait m'a fait
beaucoup d'effet. Que pouvais-tu donc redouter,
pauvre bien-aimé ? et me croyais-tu assez sot
pour mal accueillir, quelles·qu'eussent été d'ail-

leurs mes idées, une marque d'affection donnée par une personne aimante et transmise par un frère aussi chéri que toi

» Je m'attendais à éprouver un grand serrement de cœur en entrant ici ; et pas du tout. Je m'y trouve admirablement, et ne redoute que le moment où il faudra en sortir.

» A demain. Je t'ai écrit à la hâte ce griffonnage. Il rend si mal et si imparfaitement mes impressions ! Puisse-t-il te donner une faible idée de l'affection que je te porte. »

Le pauvre Auguste était débarqué à Laval, brisé d'émotions, plutôt comme un ballot que comme une personne vivante. Ce sont ses propres expressions. Il était entré dans sa cellule, nous venons de l'entendre, avec l'appréhension d'un grand serrement de cœur. Nous allons admirer avec lui comme Notre-Seigneur ramena doucement au bercail la brebis blessée qu'il retrouvait enfin.

« C'est ici, chère sœur, écrit-il, que commence pour moi une série de grâces comme jamais le Dieu bon n'en a peut-être répandu sur une tête aussi indigne. Je croyais qu'en entrant dans cette maison mon cœur allait se briser, que tout mon être serait atteint et froissé ; car, je te le dis, confiant dans ta discrétion, je voyais là plus qu'une simple conversion. Eh bien ! pas du tout. Je sentis, en entrant dans ma petite chambre, un calme étrange s'em-

parer de mon esprit et de mon cœur. DIEU ré-
compensait déjà sensiblement la peine que m'avait
coûtée cette démarche ; et depuis, sa bonté m'a
comblé. Dès ma première méditation sur la fin
de l'homme, j'ai été touché d'une indicible façon.
Le Père X..., qui vint me voir à la suite, a pleuré
avec moi en me voyant dans cet état d'émotion,
et nous ne cessons de louer DIEU et de le glori-
fier. Je demande des prières de tous côtés, j'en ai
tant besoin ! Procure-m'en le plus tôt possible,
chère sœur... Est-ce donc trop de remuer ciel et
terre pour le salut d'une âme ? JÉSUS-CHRIST ne
l'a pas pensé, car il a fait bien davantage. Fais
dire une messe à mon intention, et demande surtout pour moi la grâce de cette vocation religieuse après laquelle je soupire de toutes les forces
de mon âme... Engage mes sœurs et ma mère à
redoubler de prières ; assistez ensemble à la messe
pour moi... »

« Prie et fais prier pour moi, répète-t-il à son
jeune frère, partout où tu pourras ; car, après ces
moments de calme et de bonheur, on me prédit
des luttes et des combats. Le fait est que le Paradis sur la terre ne peut pas toujours durer. Je
demande des prières partout ; j'ai dans ce moyen
une confiance inébranlable ; et je serais bien coupable s'il en était autrement après tout ce qui
m'est arrivé. J'en ai fait demander par ma sœur.
Le Père X... m'en a récolté de tous côtés, jusque
dans les couvents de Carmélites !... »

Suivons Auguste pas à pas dans sa retraite.

A son frère :

« Dimanche, 5 novembre.

» Ici ma vie est tellement occupée que j'ai à peine le temps d'écrire. La méditation prend la plus grande partie de mes journées ; aussi ai-je beaucoup fait rire le Père de C... (son confesseur) en lui disant qu'elle ne me laissait pas le temps de prier : « Comme si, mon cher enfant, m'a-t-il répondu, la méditation n'était pas la plus belle prière ! » Ah ! si cette vocation religieuse après laquelle je soupire maintenant de toutes les forces de mon âme, pouvait m'être bien déclarée par DIEU ! Je lui répète sans cesse : « Me voici, Seigneur, je suis à vous, je n'ai d'autre fin que vous, d'autre but que votre service, d'autre volonté que la vôtre. Eh ! que voulez-vous de moi, dites, je me lève et je marche. » — Tu peux confier ceci à des âmes de la sainteté desquelles tu es sûr, en les priant de demander pour moi cette vocation qui me semble donner paix et tranquillité en ce monde, gloire et bonheur dans l'autre.

» Les Pères X... et de C..., qui d'abord m'avaient *retoqué* quand je leur parlais de me faire Jésuite, me semblent revenus à d'autres sentiments. DIEU leur aurait-il conseillé de me pousser sur cette voie ? Qu'il en soit alors à jamais béni ! Je dois dire, du reste, que, dans mon esprit, l'idée de ma conversion et celle d'une vocation religieuse ne faisaient qu'un.

» Prières, mon cher A... ; sois discret pour ce que je te dis là, car je ne connais pas encore les desseins de DIEU. Je sais ce que je désire, mais lui seul dispose. A sa sainte volonté. »

Au même :

« Lundi, 6 novembre.

» ... Oh ! oui, tu le dis bien, la religion resserre les affections plus que tout autre sentiment, et la séparation des corps devient peu pénible quand les âmes sont si étroitement unies à DIEU.

» Le Père X... me quitte : il vient de me lire, pour me reposer, la conversion de saint Augustin racontée par lui-même. J'en ai été bien frappé. Comme moi, il revenait d'un égarement de onze années, de dix-neuf à trente ans ; et moi qui souvent répondais en riant aux sollicitations de maman : « Ne faut-il pas faire comme son patron ? Quand j'en aurai fait autant que lui, je m'arrêterai. » Je ne sais lequel des deux a été le plus gredin ; mais pour le nombre des années, ça y est toujours exactement. Puissé-je marcher dans la suite sur ses traces aussi bien que je l'ai fait jusqu'à présent ! J'ai retrouvé dans le récit de son retour toutes les impressions que j'éprouve depuis trois jours : mêmes luttes, mêmes combats ; j'espère, par la suite, même victoire. Son exemple m'encouragera.

» Je ne sais si dans mes lettres je t'ai parlé de la vocation religieuse que j'appelle de tous mes

vœux. On me recommande à cet égard la plus
grande discrétion jusqu'à ce que je connaisse parfaitement la volonté de DIEU, qui peut ne pas
être telle, me dit-on. Je te transmets la même
recommandation, t'autorisant toutefois à en parler beaucoup au bon DIEU, et à lui demander
bien vivement cette grâce pour moi. Ne l'a pas
qui veut, et j'en suis indigne ! On me traite toutefois selon la méthode de saint Ignace. Je prie
DIEU qu'il m'inspire son esprit et me donne un
tout petit peu de sa sainteté !

» J'en ai trop dit là-dessus. Notre sot orgueil
me fait oublier que je suis le dernier des derniers
venus, et je pense déjà à demander de l'avance-
ment ! Continue toujours à me trouver des pro-
tections.

» Ce bon Père X..., je pense sans cesse à son
bonheur. Il admire comme toi les routes que suit
la Providence pour en venir à ses miséricordieuses
fins.

» J'ai médité sur le péché et sur l'Enfer ! Quels
motifs pour moi de reconnaissance et d'amour
envers DIEU ! Qu'il soit béni dans les siècles des
siècles !.. Je me suis confessé aujourd'hui. Mon
DIEU ! quand je pense que j'ai fait tenir en dix
minutes mes iniquités de dix années !.. Que de
larmes il faudra en plus pour effacer tout cela !
Oh ! si DIEU voulait de mon sacrifice ! Mais j'ai
peur au contraire de plutôt rechercher là ma paix
et ma sécurité que sa véritable gloire. Enfin, me
voilà à sa disposition, je m'abandonne à lui tout

entier, comme le petit enfant qui s'endort sur le
sein de sa mère. Hélas! je n'ai pas encore le
droit de m'appliquer vis-à-vis de DIEU cette
tendre image. »

De la même date à peu près, Auguste écrit à
sa sœur :

«Je voudrais bien comprendre aujourd'hui l'énor-
mité de mes fautes et les pleurer avec du sang,
car je vais cette après-midi recevoir l'absolution.
Est-ce possible! moi qui en étais si éloigné il n'y a
que quelques jours ? Demain, j'aurai un bonheur
que je ne connaissais plus ! Les bontés de DIEU
ne se conçoivent pas !.... » Il parlait ensuite de la
sainte Communion. Quand il l'eut faite, il écrivit :
« Depuis le moment où j'ai reçu Notre-Seigneur,
je lui demande un accroissement d'amour pour sa
gloire et sa Personne divine. Je ne lui adresse pas
une prière qui ne soit dirigée dans cet esprit, car
hors de là le reste n'est plus rien. C'est là l'homme
et tout l'homme. Quelles belles méditations on
m'a fait faire sur ce sujet ! et combien est admi-
rable cette méthode de retraite de saint Ignace !
Je sors de chaque méditation l'âme forte et consolée, quand DIEU a bien voulu me faire sentir
sa grâce ; car quelquefois il se retire comme pour
nous convaincre de notre faiblesse. Le démon
alors a libre carrière, et il en profite pour jeter le
trouble et l'inquiétude dans l'âme qui, l'instant
précédent, se baignait dans les eaux calmes et

tranquilles du Seigneur. On les a sans doute tra-
versés, éprouvés comme moi, ces moments où
DIEU semble nous retirer son soutien. Le Ciel nous
quitte, et nous retombons au milieu des idées de
la terre. Il faut prier alors, prier beaucoup, et
murmurer du moins avec les lèvres ce que le
cœur semble ne plus sentir.

» Le Père de C... m'interrompt et ne me permet pas de continuer. Mes méditations d'aujour-
d'hui sont extrêmement sérieuses et rien ne doit
m'en distraire... Prières ! prières ! »

C'était le moment solennel du choix d'un état
de vie, et il était en effet besoin de recueillement
et de prières. Enfin, le grand jour va s'achever.
Après de sérieuses réflexions sur la fin de l'homme,
après que les fautes du passé ont été lavées dans
le sang de Notre-Seigneur et dans les larmes du
coupable, après de graves méditations, Auguste a
reconnu l'appel de DIEU, et ses guides spirituels
ont ratifié, au nom de Notre-Seigneur, l'élection
qu'il vient de faire. Toutes les prières, tous les
sacrifices ont reçu leur récompense, car la lumière
a brillé sans plus d'ombre ni de doute, et la volonté fortifiée par des grâces intérieures n'hésite
plus.

Auguste écrit à son frère :

« Mon cher A..., tout est fini ! mon cœur est
soulagé, et je viens de remercier le bon DIEU qui

veut bien m'admettre au nombre de ses apôtres.
Je lui avais dit le premier jour : « Mon DIEU,
dites-moi quelle est votre sainte volonté , je me
lève et je marche. » Il a parlé, mon cher A..., et ce
qu'il m'a demandé, je l'exécuterai sans faiblir, quoi
qu'il doive en coûter à mon cœur et à mes affections humaines.

» Je pars pour Paris, où je vais me mettre à la
disposion du Père de Ponlevoy. Je passerai avec
toi la journée de dimanche ; puis je reviendrai à
Saint-Malo pour aussi peu de temps que le bon
DIEU voudra. Je ne m'étends pas sur tout cela.
Qu'il te suffise de savoir que je suis heureux !... »

Le lendemain, plus calme et plus affermi encore,
il résume pour sa mère toute l'histoire de son
retour à DIEU. Sa mère ne voulut pas y croire.
Elle ne pensa qu'à un coup de tête de la part
d'Auguste.

« ... J'ai recueilli dans votre dernière lettre, ma
bonne mère, cette phrase qui m'a particulièrement
frappé : « Il ne faut rien faire à demi quand il
s'agit d'une chose importante. » C'est dans une
semblable disposition que j'ai entrepris cette bienheureuse retraite, et c'est dans la même disposition aussi que je viens de la clore par une messe
et une communion d'actions de grâces dans un
petit sanctuaire de pèlerinage dédié à saint
Joseph.

» J'ai moi-même servi la messe du Père de C...,

et pas trop mal pour une personne qui n'en fait pas son métier. Je dois maintenant vous apprendre le résultat de mes cinq jours de retraite.

» Je vous dirai d'abord avec quelle peine et au milieu de quelles luttes.... je me suis décidé à cette retraite. C'est que je sentais qu'il ne s'agissait pas là pour moi d'une simple conversion, et je portais avec moi et en moi des pressentiments contre lesquels je me débattais, en proie à ces anxiétés et à ce trouble que vous connaissez.

» Ma première méditation, en me jetant dans un ordre d'idées qui ne m'était pas habituel, me frappa d'une façon qui impressionna le Père de C.: l'homme est créé par DIEU pour le louer, l'honorer, le servir, et par ce moyen sauver son âme! Profondément convaincu de cette vérité, je me jetai à la fin de ma méditation sur mon prie-Dieu, et là, dans une grande émotion, je déclarai à DIEU que j'étais prêt à marcher à ce but pendant tout le cours de ma vie. « Dites-moi, Seigneur, ce que vous attendez de moi pour cela, m'écriai-je. Quelle est votre sainte volonté ? Faites-la-moi connaître, et, quelle qu'elle soit, je me lève et j'obéis. » Je me relevai plus calme et me consacrai alors tout entier à ma retraite, espérant que DIEU ne manquerait pas de me faire connaître ses desseins. Hélas! cette voix de DIEU qui, au milieu même de mes égarements et quand j'étais le plus loin de lui, m'avait toujours crié que, en me convertissant, je me consacrerais tout à lui, cette voix continuait à murmurer à mon oreille!

mais par mille raisonnements je voulais l'étouffer, et n'étais pas loin de m'écrier après toutes mes belles promesses : « Seigneur, que ce calice s'éloigne de moi ! » Et cependant, dans ces incertitudes, je sentais en moi quelque chose qui me le faisait désirer avec force. C'est qu'il y a toujours en nous deux hommes ennemis se livrant les plus affreux combats.

» Le Père de C... venait me voir trois ou quatre fois par jour ; il épiait mes luttes, étudiait mes découragements et mes amertumes ; il me trouvait, au milieu de tant d'émotions, différent de moi-même à deux moments rapprochés ; et lui, si versé dans toutes ces choses, suivait les progrès de la grâce qui faisait tranquillement son œuvre parmi le tumulte de mon âme.

» Enfin, la retraite s'avançait, et je ne me voyais pas mieux fixé sur la volonté de DIEU qu'au premier jour. De temps en temps, cependant, des traits de lumière, traits de la grâce, divine m'éclairaient et me faisaient débrouiller en moi certains sentiments qui avançaient un peu mes recherches.

» Hier, dans l'après-midi, devait avoir lieu ma méditation d'élection, c'est-à-dire celle dans laquelle j'allais spécialement et plus mûrement rechercher ce que DIEU me demandait. En dépit des recommandations du Père, je ne faisais pas autre chose depuis quatre jours. Pour me punir d'une préoccupation qui m'était interdite, DIEU me retirait sa lumière. Enfin hier cette lumière se fit. « Ne soyez pas inquiet, m'avait dit le Père de C...., DIEU vous indiquera clairement ce qu'il vous demande. »

» Je ne croyais pas qu'il dît si vrai. Je m'aperçus bien clairement dans le cours de la journée que DIEU me voulait tout entier, mais que, contre sa volonté, la mienne se refusait au sacrifice.

» Le Père vint à la fin de ma méditation, interrogea avec moi tous mes sentiments, et je finis par lui dire : « Mon Père, c'est la volonté qui me manque, mais je suis sûr, comme s'il me le disait de vive voix , que DIEU me veut tout entier à son service ; et je suis décidé à lui obéir jusqu'au bout. » — « C'est aussi mon avis, mon enfant, » me répondit le bon Père. Aussitôt je sentis le poids qui m'oppressait depuis cinq jours disparaître instantanément. Un calme profond, une grande et douce joie le remplacèrent dans mon âme. Tout était fini, ma chère maman ; DIEU me faisait l'honneur de m'appeler au nombre de ses apôtres.

» Avec une paix pleine de douceur je me levai, et nous allâmes ensemble nous jeter aux pieds de JÉSUS pour le remercier de tant de grâces et d'un honneur dont je me trouvais confus, tant je me sentais indigne ! J'épanchai devant lui mon âme tout entière ; et je me dévouai à tous les sacrifices, à toutes les misères, aux souffrances, à la mort même pour la gloire de son nom et le service de sa majesté divine. Ah ! dans ce moment je pensais à tout et à tous, ma bonne mère, et je

demandais au Cœur inépuisable du Sauveur des
trésors de bénédictions pour nous aider dans le
sacrifice. Le Père X..., qui pendant le temps de
mon élection était allé en prière à une église voisine, arriva bientôt après avoir vu le Père de C...,
qui lui avait tout dit. Je lui sautai au cou et nous
nous tînmes longtemps embrassés. Il suffoquait
de larmes et de sanglots, ce bon Père ; moi, j'étais
calme, heureux, souriant. A partir de ce moment,
ce bonheur ne m'a plus abandonné. Que de grâces,
mon DIEU ! »

Au sortir de sa retraite, l'heureux converti
écrivait à sa plus jeune sœur Marie, sa filleule :
« Nous voilà donc tous contents, et j'espère que
ma lettre à la chère maman n'aura pas trop troublé ce bonheur ; car, aux yeux de la foi, pouvais-je lui annoncer rien de plus agréable ? Soyons
chrétiens tout d'une pièce, que diable ! Et si nous
aimons bien DIEU, la moindre chose est de le lui
prouver en suivant sa volonté et en nous y sou-
mettant. Tout cela me semble si juste que je n'y
vois rien à répondre.

» Ce matin, je suis parti à six heures avec le
Père de C... pour aller faire un pèlerinage d'action
de grâces à saint Joseph dans une petite chapelle
très vénérée qui lui est dédiée aux environs de
Laval. Elle tient à la maison de campagne d'une
communauté de religieuses. Il faisait une nuit
superbe à notre départ, et nous avons vu le lever
du jour en route. Nous marchions silencieux

faisant notre méditation ; un vrai pèlerinage pour de bon. Nous avons dit la messe dans la jolie chapelle ; je dis nous, puisque je la répondais. Comment trouves-tu l'enfant de chœur? Puis nous sommes allés déjeuner à la ferme, où les Sœurs avaient tout mis dans les poêles pour nous recevoir.... Le Père a présenté à la vieille bonne Sœur qui nous servait, le nouveau Jésuite, lui racontant en deux mots comment tout était arrivé : « Donc, disait-il, il a voulu voir ce que savait faire la bonne sainte Anne ; et elle l'a pris au mot. »

» Ne crois pas, ma chère amie, que je t'aie oubliée tous ces jours-ci ; ta pensée ne m'a pas quitté, et j'ai offert à Notre-Seigneur tous les mérites que te donnent pour le Ciel la délicatesse de ta santé et les soins qu'elle exige. »

On voit par cette lettre, plus joyeuse que grave, qu'Auguste craignait de produire une impression pénible sur sa chère filleule, dont la santé délicate donnait, en ce moment, de grandes inquiétudes à sa famille. Marie avait conservé quelque temps l'espoir de guérir ; la vie lui souriait. Mais Dieu lui mit au cœur cette pensée que son sacrifice attirerait sur son frère aîné les grâces d'un entier retour à Dieu. Elle s'offrit donc courageusement à Notre-Seigneur. Et Dieu, bénissant son courage, accepta son immolation. Auguste ignorait ce mystère, qui n'était connu que du confesseur de la jeune malade.

Quelques jours plus tard, Auguste écrivait encore à sa sœur : « Je suis écrasé par la hauteur et la dignité de l'état que je veux embrasser ; et si je n'avais pas dans la grâce de DIEU une aveugle confiance, j'y renoncerais à l'instant. Que veux-tu ? le bon DIEU se sert de tout pour l'accomplissement de son œuvre ; il préfère même souvent les plus mauvais outils pour faire ressortir la grandeur de sa puissance infinie. Cette pensée me console et m'aide à supporter l'excès d'honneur que DIEU accorde à mon indignité. Je ne suis rien que faiblesse par moi-même ; je serai fort en Celui qui me confortera. Je lui demande la dernière place parmi ses serviteurs ; je lui demanderais les corvées les plus viles, s'il en était à son service.

» Cette pauvre mère ! elle ne doit avoir aucune confiance dans la décision de son déplorable fils ; je l'entends d'ici s'écrier : « Il ne manquait plus que cela !... Quand ce n'est pas d'un côté, c'est de l'autre » (qu'il exagère). Confiance, ma bonne maman, confiance, non dans la faiblesse et la fragilité de votre trop pitoyable Auguste, mais dans les admirables desseins de la Providence.... Assurez Z.... de mes prières et de mon affection.

» De mes prières ! quel orgueil, et quelle triste assurance je lui donne là ! Tout ce que je puis dire, c'est que je pense bien à vous tous devant le Seigneur ; et il m'a donné de si grandes preuves de l'efficacité de la prière, que j'en suis venu à être convaincu que rien au monde n'est impos-

sible par elle ; aussi je ne me lasse pas de répéter :
Prions, prions toujours... »

Auguste partit pour Paris le surlendemain de
son élection, emportant la préoccupation dont il
parlait à sa sœur. Sa mère croirait-elle à ce changement qui devait parfois lui paraître un rêve à
lui-même? Ne prendrait-elle pas pour l'effet d'une
exaltation passagère cette résolution extrême de
tout quitter aussi subitement? Enfin, si elle avait
mille fois souhaité et, autant qu'elle le pouvait,
préparé une conversion sérieuse, son cœur ma-
ternel n'allait-il pas se refuser à un sacrifice absolument imprévu et particulièrement douloureux,
puisqu'il s'agissait de son fils aîné et du chef de
sa nombreuse famille ?

Malgré tout, le nouvel Auguste allait en avant ;
il ne parlait pas de son entrée au noviciat comme
d'un projet, mais comme d'une détermination, et
s'offrait à Paris au Père de Ponlevoy, alors à la
tête de la Province de France. Il voulait pourtant
obtenir le consentement de sa mère, qu'il avait
toujours tendrement aimée, même alors qu'il la
contristait par ses folies. Elle avait répondu à la
communication de son fils, et, comme celui-ci
l'avait pensé, la réponse faisait prévoir sinon une
résistance positive, au moins l'intention d'éprouver une vocation aussi soudaine, à laquelle, de
fait, elle n'avait pas voulu croire, tant elle savait
son Auguste volage. Il fallait disposer à la con-

fiance et décider au sacrifice ce cœur hésitant. De Paris, Auguste adressa ces lignes à sa mère :

« Je vous écris en face d'A..., après une matinée passée en actions de grâces à Notre-Dame-des-Victoires, où nous avons communié l'un à côté de l'autre. Il est émerveillé de la gaieté qui ne me quitte plus, et il y reconnaît comme les Pères une véritable marque de ma vocation. — J'ai vu hier le R. P. de Ponlevoy. Vous n'accuserez pas celui-là d'être un étourdi ; il n'en a pas l'air du moins. Il m'a engagé à me rendre le plus promptement possible à ce qu'il considère comme un appel bien évident du bon DIEU.

» Du reste, ce qui vous tranquillisera complètement, c'est qu'avant de commencer le noviciat je dois être soumis à une retraite d'un mois, qui assurément me laissera moins d'indécision que plusieurs années passées au milieu du monde. J'ai été bien touché de la bonté toute paternelle avec laquelle m'a reçu le Père de Ponlevoy. Il m'a beaucoup parlé de vous et m'a prié de vous remettre de sa part une médaille et une image de sainte Monique.

» En attendant votre consentement et votre bénédiction, je viens de faire allumer deux beaux cierges à Notre-Dame-des-Victoires. Je les lui devais bien !... »

Auguste ne resta que fort peu de temps à Paris. On l'attendait avec une vive impatience à Saint-

Malo ; lui-même avait hâte de consoler les siens
par sa présence, et surtout de consommer son
sacrifice. Quelques jours après son retour dans sa
famille, il faisait part au Père X... du résultat des
premières démarches qu'il avait tentées près de
sa mère...

« Hier matin, en revenant de la messe, et
soutenu par Celui en qui seul est toute notre
force, je me décidai à annoncer à ma bonne mère
que je n'avais que peu de jours à passer avec
elle. Ce à quoi je m'attendais arriva : larmes et
supplications au nom de l'amour filial de ne pas
ainsi brusquer ma résolution. Je dois le dire, elle
ne chercha pas un seul instant à se dérober à la
volonté de DIEU ; mais la faiblesse de mon caractère, la mollesse de mes goûts, portés au bien-être
et au plaisir, l'effrayaient. Elle me donna mille
occasions de m'humilier en me déroulant ma vie
passée, me montrant ce que j'avais été en telle
ou telle circonstance, et cherchant à frapper mon
esprit par le souvenir de ma légèreté, et surtout
de l'inconstance, presque proverbiale ici, de mes
affections. Et bien qu'elle fût encore restée au-
dessous de la vérité, je sentais en moi bouillonner
toute une mer d'amour-propre à laquelle j'avais
bien de la peine à dire : Tu n'iras pas plus loin !
Tant il est vrai que nous aimons beaucoup mieux
nous dire nos vérités que de nous les entendre
dire ! La conclusion était naturellement : Comment un homme de ta trempe, d'une nature aussi

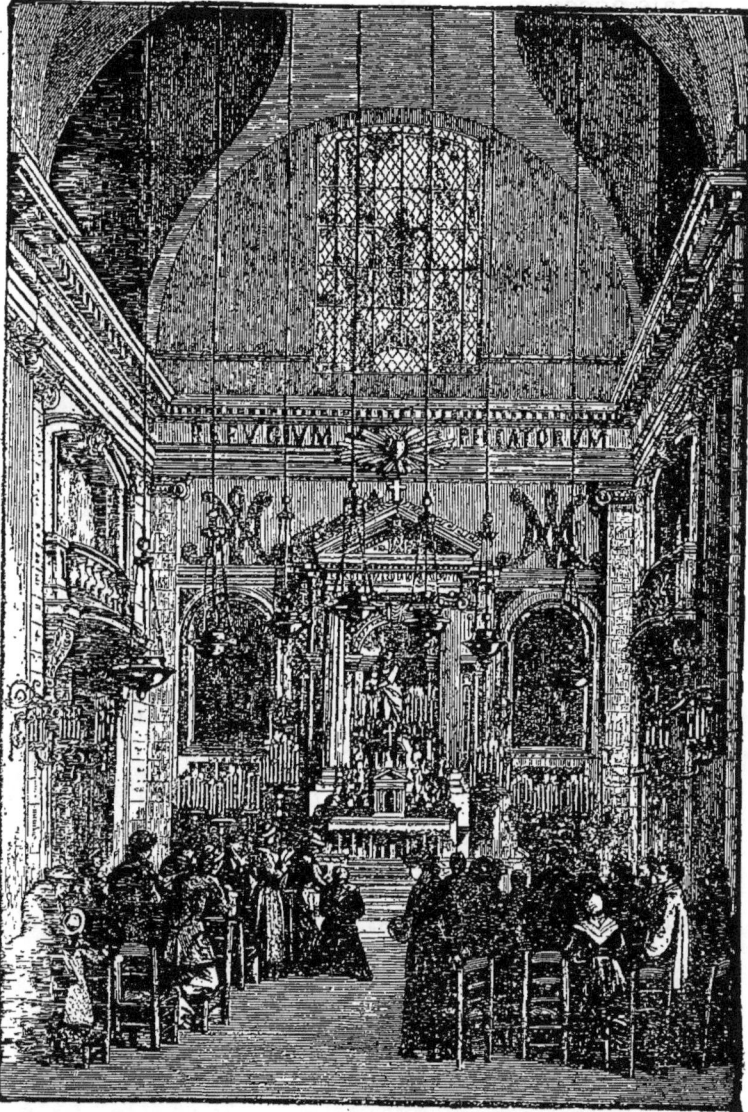

Intérieur de N.-D. des VICTOIRES, à PARIS.

faible, sans énergie, sans volonté, etc., pourra-t-il jamais accomplir ce que tu as la sottise de rêver ? Je baissais la tête, reconnaissant la justesse d'un raisonnement fait par moi pendant mes quelques jours de combat... Je baissais donc la tête, me bornant à balbutier quelques mots de grâce de DIEU, etc., mais je restais ferme : « Vous avez fait votre devoir, ma mère, lui dis-je ; toutes ces représentations, tous ces avis, vous me les deviez. Je m'y attendais ; ils vous sont dictés par DIEU. Mais je crois que si vous poussiez plus loin vos supplications, si vos larmes devenaient pour moi des ordres, ce ne serait plus DIEU qui les inspirerait... » Je finis par lui persuader que son devoir était largement rempli ; dès lors elle essuya ses larmes et me protesta que si, il y a quelque temps, on lui eût prédit ce qui arrive aujourd'hui, elle n'eût jamais osé espérer un tel bonheur. Pauvre mère ! Toute sa crainte est de me voir faire dans cette circonstance un coup de tête qui, pour être tourné vers un but différent des autres, n'en vaudrait peut-être pas mieux dans ses conséquences.

» DIEU est si bon pour moi qu'il mesure tout à mes forces naissantes. Il nous bénit tous, du reste, car tous sont forts, jusqu'à présent du moins. On s'occupe avec une certaine gaieté des préparatifs du départ. Hier, j'essayais des bas noirs que mes sœurs m'avaient achetés, et, ce faisant je voyais sur les figures un sourire involontaire qui semblait dire : Il est vraiment bien singulier et couronne dignement toutes ses originalités !

Et moi je compte avec impatience les quelques
jours qui me séparent encore de ce bienheureux
noviciat dans lequel je vois la paix et le bonheur !!
Que de grâces, n'est-ce pas, mon Père ? et comment DIEU, dans sa bonté infinie, a-t-il changé
les répugnances qui ne me permettaient de voir
que la peine du sacrifice, en une douce et heureuse impatience de l'embrasser ?

» Priez toujours, mon Père, car le calme de ces
quelques jours présage peut être de grandes
tempêtes. Je m'y prépare, et pendant ce répit
j'oriente mes voiles de mon mieux pour prévenir
le gros temps. »

« Cependant il se dépouillait gaiement, nous
dit une de ses sœurs, de tous les petits objets de
luxe qui étaient à son usage. Quelques-uns s'en
étonnaient ; lui paraissait enchanté de se débar-
rasser de toutes ces inutilités, et il trouva très
heureux de ne plus posséder que son chapelet et
son *Saint-Augustin*, qui ne le quittait pas depuis
quelque temps. Il nous en lisait des passages le
soir ; une fois entre autres il dut s'interrompre,
ses sanglots ne lui permettant pas de continuer.

» Chaque matin il faisait la sainte Communion
et ne pouvait cacher les pleurs qu'il répandait à
la Table sainte. Et, parmi tout cela, il était heureux : « Je suis du reste toujours très surpris,
disait-il, non pas des forces que DIEU me donne,
mais du peu d'usage qu'il m'en demande. Toujours je suis calme et n'aspirant qu'après le Noviciat, mais aussi toujours émerveillé des effets de

la grâce qui révolutionne si aisément notre pauvre nature... »

L'heure du départ sonna. Sa sœur aînée, écrivant à son jeune frère, racontait ainsi les adieux :

« Si tu as pensé à nous, mon cher A..., nous aussi te regrettions, et te plaignions de n'avoir pas pu passer avec nous ces moments pleins de douloureuses émotions.

» Auguste t'a écrit, nous dit-il ; mais ce qu'il ne t'aura pas dit, c'est le courage avec lequel il a fait son sacrifice. Jamais je n'aurais pensé qu'on pût quitter mère et sœurs en larmes avec cet air de sérénité tenant du miracle.

» Avant de te parler du dernier moment, que je te dise l'édification des jours précédents. Le matin, à six heures, il était en méditation pour une heure. Puis venait la messe ; et, chaque jour, la sainte Communion. Comment te dire l'air recueilli et si humble du cher converti ! Chacun en était frappé, et tous ceux qui l'ont vu en parlent maintenant. Il faisait son action de grâces à genoux durant une demi-heure, dans une complète immobilité. Pendant la journée, son calme ne se démentait pas. Toute autre causerie que celle de DIEU et de ce qui le touche ne l'intéressait plus ; il n'y prenait plus part. Mais s'il pouvait parler vie religieuse et Noviciat, il était transformé et laissait voir son bonheur. Nous, nous observions ; nous remerciions DIEU tout bas ; mais les cœurs souffraient, et la dernière journée surtout était bien redoutée.

» Enfin, elle est venue. Auguste a failli ne pas quitter l'église le matin. Au retour, avec la même joie que la veille, il s'est assis à table ; à la fin du déjeuner, a porté un toast à notre santé, et, tout le temps, a soutenu une conversation que nous nous efforcions d'animer sans pouvoir égaler son courage. Puis il a posé sur la cheminée sa montre et sa clef, ce qui voulait dire qu'il quittait pour toujours la maison paternelle, tout cela avec la même gaieté. Alors la voiture est arrivée. Notre courage, qu'aucune larme n'avait encore trahi , nous faisait défaut à ce moment ; toutes, nous pleurions. Auguste s'est approché ; nous avons reçu ses derniers baisers. Lui seul ne pleurait pas. Une seconde fois il a embrassé maman, est venu à sa petite nièce, l'a couverte de caresses, et une troisième fois est revenu à maman, qui, fondant en larmes, lui criait : « J'ai du courage, je t'assure ! »

» Nous ne le voyions plus ; il était parti ; ses frères, ne pouvant supporter la vue de notre douleur, l'attendaient dans la rue ; là, on chargeait sur la voiture la malle du novice, mince bagage sans superflu.

» Au moment de monter, Auguste a aperçu dans la rue M. de *** ; et, dans cet instant où toutes les fibres de son cœur devaient être si ébranlées, il s'est dirigé vers lui, le visage gai, et lui a serré la main en disant : « Je n'ai que le temps de vous dire adieu ; je pars. — Et pour ? — Pour le Noviciat des Jésuites. » — Rien ne peut rendre l'ébahissement de M. de ***. Auguste l'a prié d'entrer, pensant que sa présence ferait diversion à notre douleur.

» Puis nous avons entendu les pas des chevaux ; et, toutes en larmes, nous suppliions Notre-Seigneur de nous pardonner ces pleurs qui laissaient intacte la reconnaissance dans nos âmes.

» Nous attendions avec impatience le retour de nos frères. Nous avions hâte de savoir si cette fermeté s'était soutenue jusqu'au bout. Oui, jusqu'au bout Auguste a eu la force et le bonheur dans le sacrifice. L'un d'eux est allé lui remettre dans le wagon un objet qu'il avait oublié. Là, du moins, nous pensions qu'il pleurerait. Non, il était encore le même. Quel beau et saint courage ! »

Cependant, l'éclatante conversion d'Auguste et sa vocation avaient produit dans le monde une profonde impression. Tout d'abord, on n'y voulut pas croire. Quand il ne fut plus possible de contester le fait, on refusa d'admettre la persévérance, tant le monde comprend peu les choses de DIEU ! Il fallut bien enfin se rendre à l'évidence ; et les anciens amis d'Auguste, les compagnons de ses extravagances et de ses aventures, furent, du moins nous en citerions plusieurs, sérieusement frappés par ce prodige. Il ne les avait pas oubliés, et le désir de sauver leurs âmes avec la sienne ne le quitta plus. Aux plus intimes il laissa quelque petit souvenir ; pour tous il priait

avec ferveur. Nous en connaissons deux qui sont
morts avant lui, consolés à leur dernière heure
par les sacrements de l'Église ; l'un d'eux, en
particulier, a donné dans sa dernière maladie les
marques les meilleures de repentir et de foi.

Les nombreux parents d'Auguste avaient été
surpris d'abord, puis grandement joyeux. Nous
nous souvenons à ce propos qu'un de ses cousins,
chrétien fervent, qui avait mieux compris Auguste
que les autres, le nomma tout d'abord quand on
lui apprit qu'un des trois frères se faisait religieux
de la Compagnie de JÉSUS. Un autre conçut
alors la pensée d'imiter un si bel exemple, et son
esprit jusqu'alors indécis arrêta son choix sur
l'Ordre de Saint-Ignace, auquel il n'avait jamais
songé sérieusement.

Suivons Auguste au Noviciat d'Angers.

DIEU l'avait fortifié à l'heure de la séparation :
il lui en avait même adouci l'amertume. La force
demeurera ; mais l'amertume aura son tour :
Auguste n'était-il pas devenu Compagnon de
JÉSUS ?

Dès son arrivée, il écrit à sa mère :

« Ma bonne mère,

» J'ai été reçu avec une bonté qui m'a consolé,
et je trouve de tous côtés des attentions qui me
touchent profondément. Sans doute mon cœur

saigne en pensant à vous tous ; mais je vous revois si souvent dans mes prières et devant DIEU que la séparation de nos corps n'est presque pas sensible auprès de l'union de nos âmes. A part ces moments d'émotion que j'offre à DIEU de tout mon cœur, car il ne faut pas que nous manquions, vous et moi, d'en retirer tout le fruit possible, je me trouve très bien ici, et je crois que, mes souvenirs étant un peu adoucis, j'y jouirai d'un calme et d'un bonheur que je ne pouvais plus goûter au milieu du monde.

» Ce soir nous entrons en grande retraite. Pendant trente jours nous allons être entièrement seuls avec le bon DIEU, et je compte beaucoup là-dessus pour me donner des forces et relever mon courage... De votre côté, ne vous lassez pas de prier et de faire prier pour votre pauvre novice, si novice dans toutes ces grandes choses de DIEU, qu'il tremble en songeant à la hauteur de la vocation à laquelle il a été appelé... »

Comme il n'avait point à consoler le Père X..., il lui ouvre plus librement son cœur : « Je viens de prier Notre-Seigneur de répandre sur vous ses bénédictions pour tout le bien que vous m'avez fait. Mais, hélas ! mes prières me semblent si misérables, je me sens si froid auprès de ce que je devrais être, que je suis à deux doigts de la désolation. J'ai peu de ferveur ; je suis obligé de me contraindre à la prière, et cependant DIEU me soutient. A mon grand étonnement, il chasse et adoucit ces pensées amères qui, de temps en temps, montent à mon esprit et font bien saigner mon pauvre cœur. Quels pénibles souvenirs que ces affections rompues pour la vie ! Elles étaient cependant si pures et si permises, ô mon DIEU ! Et quand, au milieu de tout cela, l'idée de l'inutilité de mes sacrifices et de mes souffrances vient me traverser l'esprit comme une flèche empoisonnée, ah ! c'est affreux ! Oh ! oui, priez, ne vous lassez pas, car j'en ai un bien immense besoin !

» Le rude moment de la séparation n'apparaît dans toute sa tristesse qu'après qu'il est écoulé. C'est alors que l'on songe avec amertume à cette famille nombreuse et aimante dans laquelle on avait placé ses plus chères affections.

» Enfin, prions, tout s'arrangera. Je me suis laissé aller en vous écrivant à mon premier moment de faiblesse. Voilà comme ce qui est destiné à renouveler les forces atteint souvent un but tout opposé.

» J'ai interrompu ici ma lettre, et je reviens d'une conférence du R. P. Maître, faite avec une douceur et une bonté bien consolantes, je vous assure, pour un pauvre cœur blessé comme le mien... »

La douleur vient, le glaive pénètre et la nature se plaint ; mais Notre-Seigneur a préparé le remède le plus énergique. Ce tempérament fort est capable de le supporter. C'est la grande

retraite commencée dès le premier jour et pour-
suivie malgré les fatigues qu'elle entraîne, les
efforts de volonté qu'elle demande, les luttes que
souvent elle éveille, jusqu'à son terme de trente
jours. La prudente bonté du Père Maître permit
ou plutôt commanda une petite infraction à la
règle ordinaire. Le novice reçut l'ordre de donner
chaque semaine de ses nouvelles à sa famille et à
quelques amis.

Cette correspondance nous permet d'entrevoir
un peu le mystère des grandes choses que DIEU
opérait dans cette âme désormais privilégiée.
Auguste ne les révèle pas ; le Père Maître est
maintenant le seul confident des grâces que DIEU
se plaît à répandre sur lui ; mais au ton gai et
facile des lettres qu'il écrivit alors, aux humbles
sentiments qui y sont exprimés, au contentement
de toutes choses qu'elles expriment, on devine
aisément des progrès dans la voie de la sainteté.

Au Père X..., après les huit premiers jours de
la retraite :

« Soyez heureux, car vos prières n'ont pas été
vaines, et les choses, grâce à DIEU, ont assez bien
marché pendant cette première semaine.

» J'ai dû cependant avoir mes mauvais petits
moments ; et comment pouvait-il n'en pas être
ainsi ? Figurez-vous, par exemple, que le jour de
la confession générale j'ai été pour ce bon Père
Maître plus insupportable que le plus intolérable

des novices présents, passés et à venir... Voyez-
vous ce vieux pêcheur faisant sa prude et encor-
nettant sa conscience ? Cela ferait rire, si cela ne
faisait pas pitié ! Mon DIEU, qu'on est donc
crâne, une fois que c'est passé ! Comment trouvez-
vous mon outrecuidance ? Enfin, m'a dit le Père
Maître, il y avait du malin là-dessous, et maintenant que le Seigneur est venu, il a tout purifié...
DIEU permet ces petites choses pour humilier
notre orgueil, qui, pendant une retraite, nous
conseillerait assez volontiers de prendre place
dans une des niches disponibles de la communauté. Voilà que pendant ces huit jours je m'étais
persuadé être très indifférent. Je m'étais placé en
face des épreuves les plus atroces, et je me disais
toujours : Cela m'est égal. A quoi quelque chose
répondait en moi : Va, mon garçon, tu n'as qu'à
aller à Rome solliciter ta canonisation. Et voilà
que ce matin un Frère arrive dans mon alcôve,
dont j'avais bien fermé les rideaux, oubliant de
les ouvrir à l'heure voulue : il les retire, et découvre à tous mon petit intérieur. Il ne pouvait
trouver rien de mieux pour me prouver que je
suis loin d'être indifférent. Enfin, c'est déjà beaucoup de vouloir l'être, et avec la grâce de DIEU
et le bon désir de son serviteur, nous y arri-
verons... J'espère que DIEU, qui a daigné bénir
mes premiers pas dans sa voie, ne m'abandon-
nera pas : *Ego sum via.* J'ai médité bien longue-
ment ces mots, et ils m'ont rempli de consolation... »

Quant à sa mère, c'est pour la rassurer sur
son compte qu'il écrit. Qu'elle soit confiante, tout
se passe le mieux du monde. Le R. P. Maître est
la bonté, la douceur, la gaieté même, son père,
enfin, dans toute l'acception du mot. La soutane, cet habit qui effrayait tant sa mère, Auguste
l'a revêtue le lendemain de son arrivée ; « et il y a
tout à parier que dans la peau de l'agneau mourra
le renard.» Le règlement : « Il se lève gentiment
à quatre heures, sans que cela le chagrine trop, et
en s'aidant d'un bon : *Fiat voluntas tua*, qu'il
répète toute la journée. » — « Quand on a gas-
pillé dix belles années de sa vie, on comprend
qu'il faut se lever pendant longtemps à quatre
heures pour rattraper le temps et équilibrer ses
comptes. » L'ennui n'est point sur le programme.
Enfin l'amour filial et fraternel n'a éprouvé
aucune atteinte. Cet amour, c'est la croix et le
calice du novice, parce qu'il rappelle mille souvenirs trop chers ; mais l'avenir est magnifique et
le commerce des âmes si beau : « Mon imagination s'élance intrépidement à la conquête des
âmes. Quand pourrai-je commencer cet apostolat,
maintenant l'unique objet de toutes mes aspirations sur la terre ? J'ai bien prié DIEU hier pour
qu'il ne m'enlève pas de ce monde avant que je
lui aie rapporté une âme. Quel commerce que
celui-là, ma bonne mère, et que toutes les affaires
de la terre paraissent peu de chose auprès de ce
noble trafic !.. »« Quand viendra-t-il, ô mon DIEU,
avait dit naguère notre Auguste, le jour où je

pourrai jeter au pied de votre trône une âme
encore toute frémissante des étreintes du mal !... »
Puis il s'était rappelé avec grande émotion ceux
qui rapportèrent à DIEU la sienne meurtrie et
souillée, le jour où Notre-Seigneur, lavant ses
taches dans son sang, lui rendait l'innocence de
son baptême... Tels étaient les premiers fruits de
la retraite.

Nous avons encore deux lettres où il n'est
question que de cette précieuse retraite qui
s'achève. Au P. X..., le compte-rendu des impressions intimes et de l'état général de l'âme...
« Je ne puis vous dire toutes les actions de grâces
que je dois au bon DIEU pour les bontés dont il
n'a cessé de me combler pendant ma retraite.
Vous aurez déjà su, je pense, qu'elle s'est passée
jusqu'au bout dans un calme parfait, à part deux
ou trois moments bien courts d'une toute petite
désolation. C'était mesuré à mes faibles forces.....
Que de choses j'ai vues, goûtées et connues pendant ces heureux jours que je ne soupçonnais
pas ; et comme je m'en veux, quand je songe à
tout cela, de me trouver encore si peu avancé, si
froid et si peu agissant !

» Je n'entrerai pas dans le détail de toutes mes
extases, comme dit le Père Maître en plaisantant
ses pauvres novices. Du reste, je vous avouerai
tout humblement que, si je n'y entre pas, c'est
pour cause ; et je n'ai pas constaté que dans mes
meilleurs moments j'aie quitté le sol d'une ligne...

Du moins puis-je espérer que mon cœur lui, s'est un tout petit peu détaché de cette misérable terre...

» La devise qui a dominé toute ma retraite et qui revient dans toutes mes oraisons, vous la connaissez déjà, c'est *Fiat voluntas tua ;* et, comme je la comprends, il n'y a pas là seulement une résignation toute passive, la résignation d'un pauvre condamné à mort ! Oh ! non ; j'y trouve un abandon plein d'amour à la volonté de mon Père, abandon toujours joyeux quoi qu'il me demande, et d'autant plus qu'il me demande un sacrifice plus pénible. Le beau mérite, vraiment, de faire pour un ami ce qui nous réjouit nous-mêmes ! Ce n'est pas à cela qu'on reconnaît l'amour, mais bien au sacrifice joyeux et fait avec bonheur. Ce qui, sans cesse aussi, est revenu dans mes exercices et qui remplit mon âme tout entière, c'est un désir ardent, immense de l'amour de DIEU. C'est le seul sentiment duquel je puis bien répondre, et il dicte toutes mes prières : « Mon DIEU, votre amour encore et toujours davantage ! Faites de moi tout ce que vous voudrez, mais que je vous aime ! Tout le reste m'est égal. » Priez, mon bien cher Père, priez avec moi pour que le bon DIEU daigne bénir cette offrande d'un pauvre cœur qui ne peut lui donner que ce qu'il a, des désirs ardents et une bonne volonté sans bornes.

» Mais ne vous y trompez pas, cet amour que je demande au bon DIEU n'est pas un amour de sentiment ; non, j'ai mis le sentiment de côté dès le début de ma retraite ; j'ai compris qu'il me faisait plus de mal que de bien. Je parle d'un amour fort, agissant, qui se traduit en actes, amour qui ne s'adresse pas exclusivement à la personne, mais qui s'étend à toutes ses actions, aime ce qu'elle aime et s'applique à l'imiter, c'est-à-dire amour de l'humiliation, et surtout amour des souffrances et des mortifications. J'ai compris, pendant la troisième semaine, que la souffrance seule peut nous conduire au but ; et je veux la chérir et la désirer... »

A sa mère, les épanchements d'un cœur saintement enthousiaste, et plus sensible que jamais, mais plus chrétiennement, aux pures influences des affections légitimes : « La voilà donc passée, et bien vite passée, cette heureuse retraite, si longue avant, si courte après. Nous l'avons terminée hier soir et couronnée aujourd'hui par la célébration de cette belle fête de Noël, la plus belle, la plus douce et la plus touchante entre toutes les fêtes. Quelle nuit ! Jamais je n'ai rien vu de plus suave que cette messe de minuit dans cette jolie et pieuse chapelle toute revêtue de ses ornements de fête, au milieu de ces chants dans lesquels le Ciel semble répondre à la terre. J'en suis encore tout embaumé !... Nous venons de chanter les vêpres chez les Petites Sœurs des Pauvres... Dans quelques instants nous terminerons la journée par un salut solennel. Vous le voyez, nous sommes constamment avec le bon

DIEU. Nous vivons aussi avec tous les saints du Paradis. A chaque pas on en rencontre un qui vous sourit doucement du haut de sa niche ; on le charge de deux mots pour le bon DIEU, gaiement et familièrement, et tout cela nous fait supporter dans la joie nos misères... »

Les tristesses de la séparation étaient donc depuis longtemps acceptées par le novice sans arrière-pensée. Cependant elles étaient aggravées pour sa mère par une illusion cruelle. Malgré sa foi et son courage, Mme Ruellan ne pouvait croire que son Auguste fût heureux. Comment eût-elle oublié si tôt cette vie de dissipation qui n'était pas encore un bien vieux passé ? Son Auguste n'avait-il pas toujours été sans énergie, sans volonté, ami de ses aises et de tous les plaisirs, inconstant surtout, comme elle le lui avait fait entendre à son départ ? Les épreuves de la vie religieuse, les travaux humiliants, les longues prières, les exercices de pénitence, l'obligation de redevenir docile comme un petit enfant, n'étaient-ils pas pour lui un véritable supplice ? Elle résolut donc de s'en assurer par elle-même. Elle vint voir son fils, et DIEU permit que cette visite rassurât pleinement sa tendresse maternelle : « Pauvre mère, écrivait Auguste, qui m'avouait que, depuis mon départ de Saint-Malo, elle n'a pu passer un seul jour sans pleurer ! Elle me croyait profondément malheureux, et se figurait que la vertu seule me faisait supporter la pénible vie du Noviciat.

« Il a fallu qu'elle vît mon bonheur et ma gaieté

pour y croire, et DIEU a permis qu'elle me trouvât
singulièrement rajeuni et engraissé, ce qui n'a pas
nui à sa joie... Elle est donc partie avant-hier
heureuse et consolée. » Il ajoutait dans une autre
circonstance : « Pour moi, après le départ de nos
chères voyageuses (sa mère et l'une de ses sœurs),
je suis rentré dans mon bien-aimé Noviciat tout
joyeux des bonnes impressions que m'avaient
laissées ces quelques jours, mais avec un calme
et une sérénité qui m'ont presque surpris. Comme
DIEU sait mettre le bonheur où est sa sainte
volonté ! » Écrivant à son frère toujours à propos
de cette visite et d'une autre qu'il attendait de
lui : « La sainte quarantaine qui nous sépare du
moment de ton retour aura bien vite rejoint ses
aînées. Avec quelle prodigieuse rapidité le temps
s'envole ! Je suis convaincu que, pour la vitesse,
le temps suit la loi de la chute des corps, et que
plus notre pauvre petite masse s'avance vers son
terme, plus rapide est aussi le mouvement qui
l'emporte dans l'éternité. Je te laisse libre carrière
pour bâtir là-dessus tous les problèmes possibles.

» Je t'assure que, réfléchissant où l'on va et
ayant conscience de la rapidité vertigineuse avec
laquelle nous sommes entraînés, on se drape avec
pas mal de satisfaction dans la pauvre défroque
du Jésuite ; et l'on se réjouirait complètement,
n'étaient ces pauvres gens que l'on a laissés par
derrière et sur le sort desquels le souvenir se
reporte souvent avec amertume. Mais aussi, dans

cette tristesse , que de sujets de gratitude envers l'infinie bonté de DIEU !... »

La joie intime de son âme se trahit à chaque page de sa correspondance. Vivement sentie, cette joie le fortifiait pour l'épreuve prochaine. A ses privilégiés, DIEU donne la souffrance : DIEU l'allait traiter en ami.

Une légère indisposition fut le premier avertissement de Notre-Seigneur : « Vétille, simple rhume, » écrivait le novice. Ce rhume était l'origine de la maladie de poitrine qui fit de la vie du Père Auguste un véritable martyre. Toutefois le mal, promptement combattu, céda, pour un temps du moins, sans laisser craindre pour l'avenir.

Mais, aussitôt, voici le plus douloureux chagrin. A l'époque où tous priaient pour la conversion du prodigue, sa sœur Marie s'était offerte, nous l'avons vu, en victime pour lui. DIEU avait alors agréé le sacrifice : aux premiers jours de la Semaine Sainte, le Père Auguste apprit qu'il venait d'être consommé.

Ce fut un coup de foudre pour le pauvre frère. Il ignorait encore jusqu'à quel point sa sœur l'avait aimé : il le sut bientôt. Tout en larmes, il écrivait au R. P. Provincial : « DIEU nous a demandé le sacrifice d'une de mes sœurs, ma bien-aimée filleule Marie, qui lui avait autrefois, pour obtenir la rançon du frère coupable, fait l'offrande de sa vie. Voilà, mon Révérend Père, ce que nous a révélé son confesseur ; et il est bien remarquable que depuis le jour de mon départ sa santé n'a fait que décliner.

» O mon Père, que cette révélation a brisé mon pauvre cœur ! Je suis accablé par tant de grandeur, par tant de générosité ; je ne puis me considérer sans horreur, moi, l'objet de tant de sacrifices, et cependant si misérable et si indigne !

» Je voudrais pouvoir vous redire tous les admirables et édifiants détails de cette mort angélique ; mon cœur en est rempli, et quand il a commencé sur ce sujet, il ne peut s'arrêter.

» La veille même de sa mort, elle fit à ses frères et sœurs la distribution de tous ses petits objets et bijoux avec un calme et une douceur admirables, laissant à mes deux frères un souvenir pour leurs femmes futures, touchante pensée donnée en ce moment suprême à des sœurs qu'elle ne devait pas connaître. Mais jugez du saisissement de tous quand, cette distribution terminée, la chère mourante se mit à chanter l'air si magnifiquement triste de Jeanne Gray :

> Vanités de la terre,
> Vous n'avez pas de charmes
> Pour Jeanne en ses alarmes,
> Et mon cœur, plein de larmes,
> Ne vous regrette pas,
> Non, ne vous regrette pas.

» Quand elle eut fini ce chant si triste qui serrait tous les cœurs : « Quelle brillante assemblée ! » dit-elle en considérant toute la famille réunie autour d'elle ; puis, étonnée un instant

que mon frère et mon beau-frère ne fussent pas
allés à leurs occupations ordinaires : « Je comprends, dit-elle, quand on n'a plus longtemps à
se voir, on ne se quitte pas... »

» Il y eut des crises de grande faiblesse
pendant lesquelles le dernier moment semblait
être venu : « Dis : JÉSUS, ma petite Marie, » lui
répétèrent ses sœurs dans ces moments affreux
où toute la famille brisée éclatait en larmes et
en sanglots ; et le pauvre ange, qui n'avait plus
la force de penser, murmurait : « JÉSUS ! » Puis
elle reprenait : « Je dis sans cesse : Mon JÉSUS,
miséricorde ! est-ce bien ? »

» Après la cérémonie de l'Extrême-Onction, qui
lui fut administrée à dix heures du soir, appelant
une de ses sœurs près d'elle, elle lui dit tout bas :
« As-tu vu nos pauvres hommes comme ils étaient
émus ! Moi seule j'avais l'œil sec... »

» Ayant conservé jusqu'à la dernière minute
son entière connaissance, dans un calme parfait
et une douce gaieté, au moment où sa vue s'est
troublée, elle a dit : « Ah ! je n'y vois plus ; que
dit-on quand on n'y voit plus ? » Et comme mes
sœurs et ma pauvre mère ne répondaient que par
des sanglots, elle a ajouté : « Eh bien ! l'on dit :
Que la volonté de DIEU soit faite. » Puis, posant
sa tête sur son oreiller, elle a rendu le dernier
soupir en murmurant tout bas : « Frappez et
l'on vous ouvrira. » — Vous le voyez, mon très
Révérend Père, c'est la mort d'une sainte, et son
sort est assurément plus à envier qu'à plaindre ;

malgré les divines espérances, la nature souffre
et pleure. Pendant quelques jours, je n'ai pu
prier que par mes larmes versées au pied du
crucifix. »

Nous achèverons de faire connaître Auguste et
la transformation merveilleuse que la fidélité à la
grâce avait produite en lui presque soudainement,
en reproduisant ces souvenirs de l'un de ses
frères du Noviciat, sûr que son jugement est
celui de tous ceux qui le connurent alors :

« Sans avoir à rappeler aucun trait de la vie de
notre cher Père au Noviciat, je n'ai qu'à vous
redire l'impression profonde d'édification que sa
modestie et sa charité faisaient en nous. J'en
étais peut-être plus touché que d'autres, pour
avoir souvent entendu parler de cet Auguste
Ruellan si gai, si spirituel, que je voyais alors si
humble et si avide d'obscurité... La nouvelle de
sa vocation religieuse m'avait donné des forces
pour dire le dernier adieu au toit paternel, et les
beaux exemples qu'il nous offrait dès les premiers
jours me firent souvent rougir de ma lâcheté au
service du bon Maître, qu'il servait, lui, avec tant
d'ardeur.

» Je le vois encore arriver à la campagne le
21 novembre 1865. Ce jour-là il fut au milieu
des novices sans en avoir encore l'habit. C'est
l'élégant jeune homme du monde, à la fière
moustache, à la démarche vive. Le lendemain
nous le vîmes reparaître en soutane, et il nous
racontait gaiement l'embarras où il avait été pour

faire tomber ses moustaches après avoir endossé
son nouveau costume. Il lui fallut à peine quelques jours pour désapprendre tout à fait les
attitudes qui sentent le laisser-aller du monde.

» Je me rappelle l'impression qu'il produisit
sur plusieurs jeunes gens qui l'avaient bien connu
autrefois, et qui le virent alors. Son calme, son
recueillement, l'aimable gravité de sa conversation, non seulement leur causaient de la surprise,
mais leur inspiraient aussi une sorte de respect
pour celui qu'ils étaient habitués à traiter en
joyeux camarade.

» Pour nous, novices, nous jouissions avec bonheur des trésors qui débordaient de ce grand
cœur.

» On était toujours heureux de l'avoir pour
compagnon dans les récréations et les promenades; ses conversations étaient si bonnes, si
intéressantes ; il savait si bien lire et commenter
ce chapitre de l'Imitation qui vient mêler la dévotion aux charmes des congés du Noviciat. Il semblait goûter beaucoup ce petit livre. Du reste, sa
piété était des plus affectueuses : en présence du
Saint-Sacrement, on le voyait toujours profondément recueilli, et son attitude même trahissait
alors, sans qu'il s'en doutât, les élans de son âme.»

Cependant le Père Auguste savait à propos
retrouver toute sa verve pour contribuer à la joie
commune. Pendant les quelques jours de vacances
que la Compagnie donne, chaque année, à ses
novices, il était à la disposition de ses frères, et

s'ingéniait pour leur procurer quelque délassement ; mais alors même le novice savait montrer quel changement s'était fait en lui ; les chants qu'il choisissait dans son ancien répertoire disaient son dédaigneux oubli du monde.

Est-ce à dire que le brillant Auguste d'autrefois se fût tout d'un coup défait de ces mille habitudes imparfaites dont les derniers restes donnent parfois durant de longues années l'occasion d'un continuel combat ? D'ordinaire, on ne se vainc pas en quelques jours. Parlant des qualités du Père Ruellan, nous ne tairons pas ses défauts. Il peut être consolant de retrouver en de nobles âmes les faiblesses qu'on reconnaît en soi-même. La vue de leurs combats humilie et fortifie tout ensemble.

Nous ajouterons donc que l'aimable charité du Père Auguste n'excluait pas une malice de bon goût, une piquante raillerie, de fines plaisanteries qu'il ne sut pas toujours garder intactes de tout reproche. Cet esprit mordant, joint à un air froid et réservé, n'attirait point au premier abord ; il fallait qu'une conversation ou quelque autre occasion permît de pénétrer cette sorte d'épiderme qui recouvrait les riches trésors de son âme. Sa froideur n'était certes pas dédain ; au dire de quelques-uns, elle n'était que discrétion unie à la plus exquise politesse. Elle pouvait suffire néanmoins à cacher, malgré ses efforts mêmes, la bonté de son cœur : « Le Père M..., écrivait-il un jour, vient de me raconter l'impression de croquemitaine que j'avais produite sur lui la première fois qu'il me vit. Il se disait en sortant de ma chambre : Si j'ai jamais besoin d'être consolé et remonté, ce n'est toujours pas ici que je viendrai frapper. » Puis, par forme de conclusion joyeuse : « C'est étonnant, moi qui ne cherchais qu'à être aimable et à le paraître ! Il faut que j'aie bien peu de dispositions ! »

Il y avait chez le Père Ruellan un autre défaut, plus intime et plus sérieux : son caractère demeurait entier et intraitable. S'il eût été moins fervent, on n'eût rien obtenu de lui qui fût en désaccord avec sa volonté. Mais sa vertu se fit à ployer cette raideur. Nous ne citerons qu'un exemple. Un jour, il avait assez mal reçu une observation du R. P. Supérieur, et l'avait quitté mécontent. Un instant après, il le revenait trouver, se jetait à ses pieds et fondait en larmes. La grâce dompte ainsi la nature.

Vers la fin d'août 1867, le P. Auguste apprit qu'il allait dans quelques semaines être envoyé à Laval, où il devait reprendre et poursuivre des études dont il s'était depuis dix ans complètement désaccoutumé. Sa pensée s'arrêtait volontiers, à cette époque, sur les bontés de Notre-Seigneur. « Oh ! quels heureux jours il y a au service de notre Maître, quelles heures bénies où le cœur déborde, impuissant à lui dire sa reconnaissance !... »

Et en même temps, l'amour du Crucifix, qui, dès son entrée au Noviciat, lui faisait pousser ce soupir d'un cœur soulagé : « Au moins on a un Crucifix à soi ! » — cet amour prenait plus intime- ment possession de son âme.

Devant une image il écrivait : « C'est JÉSUS en croix ; au pied de son gibet, dans la nature entière, une seule personne qui mêle ses larmes au sang divin dont elle rougit ses lèvres. C'est la pécheresse vers laquelle JÉSUS penche sa tête chargée d'épines et toute lumineuse d'amour et de pardon. Pour comprendre ce qu'il y a là... je crois qu'il faut avoir une âme de pécheur. Pour moi, mon cœur ne résiste jamais à cet ineffable spectacle ; il est la baguette céleste qui fait tou- jours, à coup sûr, jaillir l'eau du rocher... »

Madeleine, d'abord pénitente, puis tranquille- ment assise aux pieds du divin Maître dans la confiante sécurité de l'amour, Madeleine sera le modèle du Père Auguste. La Croix et l'Eucha- ristie seront les deux attraits souverains qui l'aideront à monter au Calvaire.

A peine arrivé à Laval, Auguste dut partir pour Vannes. Sa maladie de poitrine commençait à se manifester par des symptômes plus alar- mants, et l'on attendait d'un brusque change- ment d'air et de régime un résultat favorable. La chapelle de Sainte-Anne d'Auray n'est pas éloignée de Vannes. Auguste y fit son pèlerinage aux pieds de la statue miraculeuse ; l'âme y avait été guérie, le corps serait peut-être soulagé. « Que n'étiez-vous avec moi dans ce sanctuaire vénéré, disait-il au Père X..., pour nous maintenant si rempli de pieux souvenirs !... Sainte Anne n'a pas jugé à propos de m'accorder une guérison instantanée..., mais elle m'a, je n'en doute pas, largement exaucé... J'ai là devant les yeux son image chérie et je lis cette assurance sur les traits de la bonne sainte. Puis voyez comme elle me présente avec douceur la *petite Marie* (1), qui, elle, me montre du doigt le Ciel, et semble me dire qu'il y fait meilleur qu'ici-bas. »

De Vannes, le malade s'en alla faire un court séjour à Saint-Malo. Il eut peur au moment d'entreprendre ce premier voyage dans sa ville natale, peur du monde, qu'il avait autrefois trop aimé, peur de sa famille et de l'affectueuse tendresse des siens, peur de lui-même et de sa faiblesse. Au moment de franchir le seuil de la maison paternelle, il ressentit en effet une impression profonde ; alors il s'enfuit dans une église voisine, puis, fortifié, revint embrasser sa mère ; à partir de cette heure, sans arrière-pensée, il consacra son temps à sa famille, édifiant, sans y songer, par son attitude profondément religieuse, et réparant ainsi le passé. Il alla prier sur la tombe de sa plus jeune sœur : « J'ai fait de longues stations à son tombeau, écrivait-il, et le souvenir des moments que j'y ai passés est le plus délicieux de tous... Mon imagination me reconduit souvent sur la pierre qui recouvre ses restes ; il me semble que là mon âme rencontre plus facilement la sienne. »

---

1. Expression familière aux pèlerins bretons de Sainte-Anne.

Dans ces dispositions, l'entrevue du religieux encore novice avec sa famille ne devait pas nuire à sa perfection ; aussi put-il dire : « Tout s'est admirablement terminé, dans une paix, un calme dont j'étais tout étonné, et où il ne m'était pas possible de ne pas voir la grâce de DIEU m'accompagnant pas à pas au milieu de ce monde où je ne croyais pas retourner si tôt. »

La santé du malade s'était un peu raffermie ; il revint donc à Laval vers la fin de 1867. Presqu'au début de ses études, le bon DIEU lui fit une grande faveur. Il fut admis à prononcer ses premiers vœux le jour de la fête de saint François Xavier. Après la cérémonie, nous raconte un jeune homme à qui le Père Auguste faisait faire alors une retraite, il vint se jeter dans mes bras en pleurant de bonheur. Le rôle qu'il avait près de moi était celui-là même que remplissait deux ans plus tôt auprès de lui l'excellent Père X... Aussi tous ses souvenirs se réveillaient : « Voyez cette allée solitaire, cette cellule ; par moments je m'y serais roulé de douleur et de désespoir, tant la lutte était violente ! » Quel changement ! « Oui, écrivait-il à sa mère, au sortir de l'autel ce matin, c'était un grand spectacle : je ne parle pas du pauvre don qui s'offrait, mais des prodigieuses miséricordes que DIEU faisait éclater. Tout le passé me revenait alors à l'esprit, et ces longs égarements, et ces grâces, et ces mystères d'amour que DIEU couronnait en s'unissant ma pauvre âme par les liens les plus étroits. JÉSUS m'a donné à porter son nom ; je le porte maintenant, ce nom, signe de contradiction pour le monde et pour l'enfer ; je suis Jésuite et j'en ressens une noble fierté. Priez souvent pour que je n'en sois pas trop indigne. »

Quatre années s'écoulèrent dans le recueillement et l'étude. A consulter sa correspondance, il semble que pendant cette période se produisit en lui un phénomène assez fréquent ; si l'on nous permet cette comparaison, c'est comme le travail que l'on remarque dans un édifice récemment construit. Tout se tasse pour ainsi parler, s'asseoit et par là se consolide. Le temple spirituel ne s'élève plus en apparence, mais les bases s'affermissent et deviennent capables de supporter les nouveaux étages et le faîte.

Dans les derniers mois de l'année 1871, Auguste achevait ses études. Il venait d'être ordonné prêtre. Le moment était venu de travailler au salut des âmes. Mais les desseins de DIEU se révélèrent peu à peu tout autres qu'on ne l'avait pensé. Cette bouillante ardeur, ce besoin d'activité, cette énergie qui s'unissaient dans le P. Ruellan à un ferme bon sens, au coup d'œil le plus sûr, toutes ces qualités, il les avait reçues, moins pour s'en servir que pour les sacrifier. Déjà la maladie menace de le réduire à l'impuissance : deux années encore, et il n'aura plus qu'à souffrir. Mais à cette œuvre de lente et pénible immolation, son âme, la première hésitation vaincue, va se dégager de la terre, et se livrer sans mesure à DIEU.

Au mois de septembre de cette même année 1871, le P. Ruellan fut nommé *Socius* du Maître des novices. Il partit immédiatement pour Angers. La charge du P. Socius lui donne une bonne part dans la formation des novices. Son action directe s'exerce surtout sur l'extérieur pour en corriger les imperfections. Le P. Auguste avait le tact et la charité qu'exige cette fonction délicate. Fallait-il réprimander : tantôt impassible, tantôt accompagnant d'un bon petit sourire ses fines mais paternelles remarques, il était toujours absolument maître de son action. Du reste, le Père Socius, on le savait, ne jugeait jamais un homme sur les défauts dont il cherchait à se corriger, mais sur ses qualités, que n'excluent pas du tout ces imperfections. Et puis il aimait si tendrement ses jeunes novices ! il compatissait aux petites comme aux grandes peines et les consolait si bien ! « O mon Père, disait l'un, quelle tempête dans mon pauvre cœur ! Que c'est dur parfois ! que c'est dur ! » — « A qui le dites-vous, mon cher frère ? » répondait le bon Père Auguste ; et l'accent dont il accompagnait cette unique parole obligeait le pauvre novice à reconnaître qu'il se croyait à tort le plus malheureux des hommes.

Nous ne nous étendrons pas sur le détail de ces journées toutes semblables, sans incidents, pleinement remplies par les mille soins du Noviciat et quelques œuvres de charité à l'extérieur. Du mois d'octobre 1871 aux premiers mois de 1873, le Père Auguste, tout affaibli qu'il fût déjà, put exercer ainsi au dedans, et au dehors même dans une mesure restreinte, un ministère riche de fruits et plus encore d'espérances. Sa vieille expérience du monde était devenue le plus utile auxiliaire de son sens droit et de son dévouement; il avait d'ailleurs, à un degré surprenant, ce que nous croyons être le cachet du bon sens pratique et la marque de l'esprit religieux, nous voulons dire l'amour des petites règles, des petites observances, des petites luttes contre les petits défauts, uni à la liberté d'esprit la plus complète. C'est un hommage que lui rend le R. P. Maître, avec qui il se trouve toujours en parfait accord d'idées au sujet de la direction des novices : « Je n'ai jamais vu un converti, surtout de son âge, s'approprier au même degré l'esprit religieux ; » à quoi il ajoutait : « Son bon sens et son coup d'œil n'étaient pas moins surprenants : sauf une fois peut-être, encore fut-ce passager, je ne les ai jamais trouvés en faute. »

DIEU s'était donc fortement attaché le Père Auguste ; il allait le saisir tout entier. Il allait l'amener à réduire absolument sa fougueuse nature, à renoncer à l'usage de ses brillantes qualités, à se détacher de l'avenir par l'immolation de toutes ses espérances, de ses projets d'apostolat, de ses rêves les plus saints, par l'ho-

locauste de tout son cœur, par le sacrifice de sa
vie. Le P. Ruellan avait écrit un jour :

« La plupart des hommes sont au-dessous de
leur mandat. DIEU vient donc avec la souffrance,
la souffrance intérieure, surtout pour les natures
ardentes, pleines de sève. A celles-ci DIEU envoie
un échec, une maladie, qui les force à réfléchir, à
méditer, et leur découvre un horizon jusqu'alors
complètement ignoré ! »

Le moment était venu d'accepter cet austère
bienfait.

Au mois de mars 1873 une fatigue extraordinaire se manifesta. On jugea sage d'envoyer
le malade à Saint-Malo, où son séjour se pro-
longea durant plusieurs mois.

La santé du Père était, au moment où nous
ommes, si gravement compromise que presque
tous ceux qui le visitèrent alors en désespéraient.
Plus de sommeil, plus d'appétit ; une petite
fièvre à peu près constante, qui l'affaiblissait au
point de l'obliger à se reposer après une ascension de quelques marches.

La famille, inquiète, craignait un péril que,
cependant, elle n'osait croire inévitable. Quant à
lui, bien qu'il entrevît par instants la vérité,
l'ardeur et l'énergie de son âme, les ménagements
de ses amis, le caractère de ce mal qui tue sans
qu'on sente venir la mort, l'entretinrent longtemps
dans l'illusion ordinaire. De là des alternatives
d'espoirs renaissants et de projets déconcertés.

Au début, cette nature ardente ne pouvait

s'accoutumer à l'idée d'une existence inactive :
« Où l'obéissance m'enverra-t-elle ? Quels ser-
vices pourrai-je rendre ? Voilà qui m'attriste
quand j'y pense ! » Aussi voulait-il guérir.

Mais, dans son âme, la grâce parlait bien
haut. Elle l'attirait à l'oubli de soi-même, à
l'abandon paisible entre les mains de DIEU. Et
il s'endormait, disait-il, au sein de la Providence
comme le petit enfant sur le cœur de sa mère. Et,
dans ce repos filial, l'image de la mort venait à
lui sourire : « Si j'avais encore une volonté ou un
désir, écrivait-il au Père Maître, je voudrais aller
mourir à Angers, auprès de vous, mon Révérend
Père, dans ce cher Noviciat que j'ai tant aimé ! »

Voici dans leur joyeuse familiarité, où se
relève à la fois tant de bonne humeur et de
sainteté, quelques extraits des lettres qu'il écrivit
pendant son séjour à Saint-Malo. Nous y retrou-
vons, avec les effusions d'une amitié tendre et
forte que le monde ignore, l'amour du Jésuite
pour la Compagnie, sa mère.

Le R. P. Maître, malade, avait dû se tirer
à Vannes pour quelques temps. On cacha ce
départ au Père Auguste. On savait qu'il serait
affecté et de l'éloignement du P. Maître et du
motif qui l'avait nécessité. Cependant la nouvelle
lui parvint par hasard. Il écrivit alors :

« Mon Révérend et bien-aimé Père Recteur,

» J'avais bien compris qu'il se passait à

Angers quelque chose d'insolite. Vos lettres ne
m'arrivaient plus ; et dans celles des novices, pas
un mot de vous. Je flairais donc quelque chose,
et j'avais même pensé à votre voyage et à votre
séjour à Vannes. Mais que d'objections s'élevaient
dans mon esprit ! D'abord pouvais-je être victime
d'une pareille dissimulation ?... Et je me disais :
En admettant même que le R. P. Maître, vieux
Jésuite de vingt années, en soit capable, est-il
possible qu'il ait déjà si bien dressé ses jeunes
et candides novices ? L'un d'eux m'écrivait hypo-
critement : « Notre bon et bien-aimé P. Maître
est un peu fatigué, mais il se repose, et déjà
la voix lui revient avec les forces ! »

» Petit monstre ! Est-il permis de se jouer ainsi
de son pauvre P. Socius, malade et exilé !

» Quant à votre séjour à Vannes de préférence
à Saint-Malo, mon bon Père, franchement je ne
vous en veux presque pas. Je sais trop par expérience combien il est dur et douloureux de sortir
de la communauté, pour souhaiter à mes amis
une pareille épreuve. Sans doute votre présence
m'eût apporté une immense consolation, et peut-
être même une guérison complète ; mais je ne
voulais pas vous la faire payer si cher.

» Soyez donc bien tranquille à cet égard,
et croyez bien que je n'ai pas un seul moment
douté d'une affection qui m'est si douce, mais qui
ne s'appuie sur aucun motif humain.

» Adieu, mon Révérend et bien-aimé Père

Recteur ! Que j'aurais besoin de causer un peu avec vous ! Mais *fiat.* »

Le 6 août, il détaille au P. Maître ses plans pour le retour au Noviciat... : « Surtout n'allez pas vous aviser de le quitter, ajoute-t-il, car je sens bien qu'alors il perdrait pour moi la plus grande partie de ses charmes. »

Or, le 15 août, le P. Maître était appelé à un nouveau poste.

Le P. Auguste bénit la volonté de DIEU et se soumet, non sans un petit retour gaiement mélancolique sur les entretiens d'autrefois, qui ne se renouvelleront plus entre le P. Maître et son cher Socius : « Et moi, mon bien cher Père, j'ai déjà regretté plus d'une fois ce cher fauteuil de votre chambre d'Angers, qui avait la propriété de me rendre si lourd, et duquel il était si difficile de m'arracher que vous étiez obligé quelquefois d'en venir aux gros mots. »

A la fin de mai 1874, le R. P. Provincial, sur les instances du P. Ruellan, lui permit de retourner à Angers. C'est là que son âme, pendant les derniers jours qu'elle devait rester encore ici-bas, acheva de se purifier par la souffrance et de s'unir à Notre-Seigneur qui l'appelait à boire au calice de sa Passion.

Dans les premiers jours de septembre, il écrivait à sa mère :

« Le bon DIEU, qui m'aime beaucoup, — il m'en a donné assez de preuves, — s'est rappelé un beau jour que j'avais un tas de vieux péchés à expier ; et, dans sa miséricorde et son inépuisable amour, il m'a envoyé un moyen bien pratique de faire gentiment de ce côté-ci un petit bout de purgatoire. Comment ne lui en aurais-je pas une éternelle reconnaissance ? — Pour s'en faire une idée, il faudrait comprendre, ma bonne mère, la différence qu'il y a entre le purgatoire d'ici-bas et celui de l'autre vie. Ici, la souffrance n'est rien auprès de l'autre, et cependant elle expie davantage, parce qu'elle est librement acceptée, ce qui n'existe pas de l'autre côté. Cet acte de libre acceptation de la volonté est plus puissant que le feu pour nous purifier.

» De plus, je n'étais pas bon à grand'chose dans la Compagnie par mon action, tandis que tout le monde, avec la grâce de DIEU, peut souffrir. Or, la souffrance est mille fois plus puissante que l'action. De ce côté encore, voyez combien je suis privilégié.

» J'en aurais jusqu'à demain à vous développer tous les avantages de ma position, que je ne changerais pas contre tous les royaumes du monde. »

Toute cette correspondance intime s'achève dans une pensée de confiance et de résignation. Il écrit au R. P. Provincial :

« Angers, 17 septembre 1874.

» Ma santé ne va pas ; je doute beaucoup que saint Joseph permette le troisième an. J'en suis

toujours à un œuf à la coque par repas ; avec
cela on peut ne pas mourir pendant quelque
temps, mais on ne peut guère vivre.

» Le spirituel va très bien. Je me suis mis dans
la confiance jusque par-dessus la tête ; de sorte
que je surabonde de consolation. »

A partir de cette époque, réduit à la plus
complète inaction, le P. Auguste n'eut plus la
force de quitter sa chambre, ni même d'entreprendre aucune pieuse lecture ; il passait de
longues heures dans son fauteuil, devant son
Crucifix, qu'il tenait d'ordinaire sur ses genoux.
Il ne s'ennuyait point ainsi, nous en avons eu de
nombreux témoignages : « Ne vous lassez-vous
pas de la solitude ? » lui demandait un novice.
— « Pas encore, » répondit-il ; et il y avait près
de huit mois qu'il vivait dans cette retraite
continuelle. Le même novice lui fit un autre jour
la même question ; — il regarda son Crucifix :
« Oh ! quand il veut bien, je ne m'ennuie pas, et
il veut toujours. » Un autre, le voyant ainsi
sourire les yeux fixés sur son Crucifix, se plaignait à lui de ne pouvoir contempler : « Ah ! je
le ferais toute la journée sans fatigue, » reprit le
malade.

Il ne voulait point, quand on en parlait à ses
supérieurs, convenir de cette union constante
avec DIEU : « Parce qu'ils me voient toujours
mon Crucifix sur les genoux, disait-il au R. P.
Provincial, ils se figurent que je suis toujours

uni au bon DIEU ! Hélas ! il n'en est rien ! »
Mais les supérieurs de leur côté n'ajoutaient pas
foi à ces humbles paroles.

Ainsi la patience avait transformé l'activité
de cette nature autrefois bouillante. « Je l'ai vu
bien souvent alors, raconte un Père ; toujours
résigné, toujours heureux, il savait encore nous
égayer. » — « On aimait, dit un autre, à le visiter ;
quand on entrait, on était toujours accueilli par
un aimable sourire ; pendant qu'on était là, il ne
se plaignait jamais de ses souffrances, n'en parlait pas le premier, et si on le questionnait, il
accompagnait d'un sourire sa brève réponse,
comme s'il se fût agi de la chose du monde qui
l'intéressait le moins. Il ne se faisait plus aucune
illusion pourtant ; mais c'est qu'il désirait à cette
heure et attendait dans la plus sereine confiance
la mort, dont il avait autrefois détourné son
regard. »

« Je n'ai guère vu le P. Ruellan, nous dit le
R. P. L..., que dans le dernier mois de sa maladie.
A cette époque, j'allais chaque jour lui faire pendant quelques instants une lecture spirituelle. Je
n'oublierai pas les pieux commentaires dont il
l'accompagnait le plus souvent. « Parlez-moi du
bon DIEU, cela me fait tant de bien ! » disait-il
quand l'entretien tombait un peu...

» Il aimait surtout à entendre raconter les
derniers moments, pleins de calme et de suavité,
des Pères que j'avais vus mourir.

» J'arrivai, un soir, après avoir assisté une

jeune religieuse à son lit de mort. Il me fallut lui
peindre toute la joie de cette âme, qui était allée
avec un saint enthousiasme *dans la maison de
son Père* : c'était son expression. Et le P. Ruellan
d'ajouter : « Quand on est jeune, on meurt, dit-
on, souvent dans ces transports de joie. Pour
moi, il me semble que je ne changerais pas ma
place. »

» Quelquefois sa poitrine oppressée l'empêchait
de parler, et même de suivre mes paroles. Nous
attendions alors dans le silence, et son regard
expressif se fixait sur le Crucifix tandis que ses
doigts crispés prenaient son Rosaire, et, la crise
passée : « O mon DIEU, disait-il, si encore je
savais bien souffrir ! » Et je lui suggérais ces
paroles de Notre-Seigneur : « Mon Père, que ce
calice s'éloigne de moi ! Toutefois, que ce ne soit
pas ma volonté, mais la vôtre qui s'accomplisse ! »
— « Oh ! le calice, ajoutait le P. Ruellan, n'est
pas si amer. Aussi je m'en tiens aux dernières
paroles : Que votre volonté s'accomplisse ! » Et
en ajoutant ces mots, sa figure s'épanouissait
dans le plus aimable sourire. »

« Il est incroyable, disait le R. P. Chaignon,
avec quelle rapidité le P. Ruellan a marché dans
le chemin de la sainteté la dernière année de sa
vie. »

Ainsi dans l'épreuve avait grandi sa vertu,
aimable, douce, joyeuse. Et parce que la vertu
était à sa plénitude, l'épreuve allait finir.

On était au vendredi 14 mai 1875. Depuis

quelques jours déjà, le P. Ruellan avait reçu les derniers sacrements. Vers quatre heures du soir, le Père Recteur se trouvait dans la chambre du malade. Le P. Auguste souffrait beaucoup « Offrez vos souffrances à Dieu, lui dit le Révérend Père, en union avec les souffrances de Notre-Seigneur Jésus-Christ. » — « Oh ! dit le malade d'une voix mourante, oui, Notre-Seigneur a bien souffert ! Il était sur une croix, Lui, et moi je suis ici sur le duvet ! » — Vers dix heures on l'entendit murmurer : « Qu'il est bon d'aller avec Jésus ! Oh ! oui, cela est bon ! Cela est bon, aller avec Jésus ! » Il était fort agité ; bientôt il s'apaisa et parut prêt à s'endormir. C'était l'agonie, précédant sans angoisses la plus douce des morts. Vers minuit, il poussa un léger soupir ; le Père Recteur, qui le veillait, se pencha vers lui : le Père Auguste venait d'expirer.

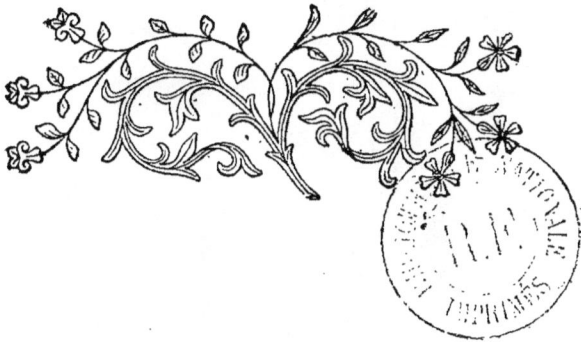

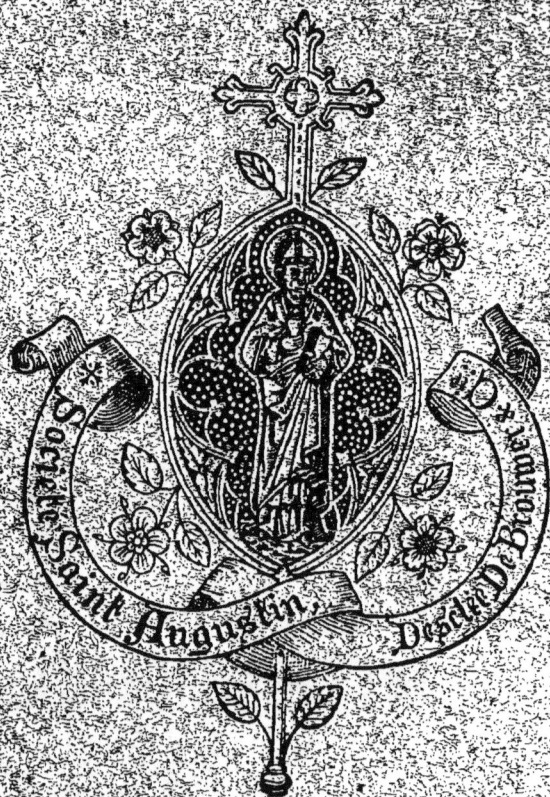

Société Saint Augustin, Desclée De Brouwer & Cⁱᵉ

www.ingramcontent.com/pod-product-compliance
Lightning Source LLC
Chambersburg PA
CBHW072308210326
41519CB00057B/3074